山东大学齐鲁医院文化建设系列丛书

丛书主编 林亚杰 李宁

齐鲁记忆

李耀曦 吕军 著

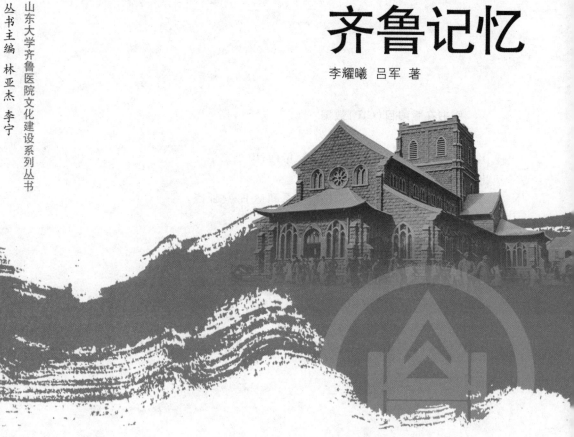

Qilu Memory

U0239106

山东大学出版社

图书在版编目(CIP)数据

齐鲁记忆/李耀曦,吕军著. —济南:山东大学
出版社,2020.9
(山东大学齐鲁医院文化建设系列丛书/林亚杰,
李宁主编)
ISBN 978-7-5607-6725-3

Ⅰ. ①齐… Ⅱ. ①李… ②吕… Ⅲ. ①医院—历史—
山东—文集 Ⅳ. ①R199.2-53

中国版本图书馆 CIP 数据核字(2020)第 185468 号

策划编辑 刘 彤
责任编辑 李昭辉
封面设计 牛 钧

出版发行 山东大学出版社
社 址 山东省济南市山大南路 20 号
邮政编码 250100
发行热线 (0531)88363008
经 销 新华书店
印 刷 济南新科印务有限公司
规 格 700 毫米×1000 毫米 1/16
15 印张 231 千字
版 次 2020 年 9 月第 1 版
印 次 2020 年 9 月第 1 次印刷
定 价 52.00 元

《山东大学齐鲁医院文化建设系列丛书》
编委会

《齐鲁记忆》编委会

主　编　林亚杰　李　宁

副主编　刘　艳

编　者　(按姓氏笔画排序)

王子禹　王文斐　尹　璐　田玉清　孙　孟

李小诗　陈　震　周翔宇　赵永鑫　高丹璎

崔子昂　谢　静　鲍　磊

聆听记忆（代序）

有人说，

记忆是躲在某一时间点，想念一段时光的掌纹；

记忆是躲在某一地点，想念站在来路，也站在去路的，让你牵挂的事和人。

有人说，

记忆是圆润的珍珠，镌刻在人生的旅程里，每一天的经历，总有一些会深深地烙刻在生命里。

有人说，

有生命就会有记忆，拥有记忆，人生才得以丰润，岁月才满溢诗情。

诞生于一百三十三年以前的齐鲁现代医学，诞生于一百三十年以前的齐鲁医院，诞生于一百零三年以前的齐鲁大学，在一百多年的沧桑历程中就留给后人许多值得玩味的、有意义的"记忆"，百载世事归眼底，万般怀念到心头。

拨开岁月的烟尘回望，

我们依稀看到：

一袭青衫的老舍先生正泛舟于烟波浩渺的鹊华湖；

满面灰尘的又我先生率领抗战救护队奔波于抗战前线喜峰口；

花前月下，文人雅士的闲情逸致；金戈铁马，为国纾难的壮岁旌旗。

我们仿佛听到：

共合楼里传出莘莘学子的朗朗书声；

趵突泉水声和着的"愿我同校，师生协力，为国造英雄"的齐鲁大学校歌的铿锵旋律。

我们能深切地感受到，

齐鲁医者，悬壶济苍生，胸心系天下的人文精神和家国情怀。

时光如水，倏忽百年，值此山东大学齐鲁医院建院一百三十周年之际，李耀曦先生与我一同将他积三十余年对齐鲁大学、齐鲁医院的研究成果和我的几篇小文汇集成册，向山东大学齐鲁医院一百三十年院庆致贺，向齐鲁大学、齐鲁医院的前辈先贤致敬！

回首往事，往事并不如烟，岁月之河或许可以荡涤物质的流沙，但却带不走精神的金子。让我们走进齐鲁，聆听记忆，传承精神，开创未来！

吕军

撰于庚子年中秋

目
录

钟声远去

名人传奇

大师风范

齐鲁医院

史海寻踪

钟声远去

狄考文与中国近代第一所大学

公元 1863 年 7 月 3 日,一位身躯魁伟的年轻人偕新婚妻子自美国西海岸登上了一艘驶往中国的小船,他就是被后人赞誉为"大著作家""大教育家""大科学家"的中国近代高等教育奠基者——美国北长老会传教士卡尔文·威尔逊·马特尔(Calvin Wilson Mateer),中文名"狄考文"。

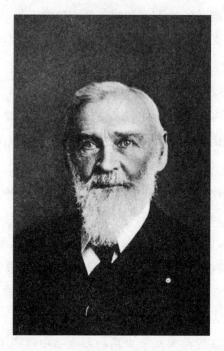

狄考文晚年照

狄考文,字东明,1836 年 1 月 9 日生于美国宾夕法尼亚州坎伯兰县的一个教会家庭,父亲约翰是美国北长老会的长老,母亲玛利亚也笃信基督教,所以狄考文从小就受到基督教精神的熏陶,上中学时即受洗成为一名基督徒。

　　狄考文自幼资禀颖异,各门课业成绩都非常优秀,尤精物理、化学等自然科学和历史研究,在同学中罕有匹敌者。在杰斐逊学院上学期间,狄氏即因"强学深思"而"师友咸器重之",他所在的班级被称为"超前迈后之班",精英荟萃,后来从这个班级中走出了不少政治家、法学家、哲学家等。四年后毕业时,狄氏以其优异的学业成绩和高尚的道德操守而"于广众之中擢为第一"。

　　与其他投身经济或仕途的同学不同,毕业后的狄考文选择了另外一条道路,决定将自己的一生交付教会的事业。他卖掉了曾经为他带来可观收入的自办学校,插班进入西方神学院学习。三年神学院的学习结束后,狄考文正式成为一名长老会的教士。在俄亥俄州德拉瓦城传道时,狄氏结识了志同道合的女教士朱莉娅·布朗(Julia Brown,中文名"邦就烈"),并与之结为伉俪。1863年7月,致力于海外传布福音的狄氏夫妇奉美国北长老会派遣,踏上了远赴东方神秘古国布道的艰辛旅程。

　　经过近半年的海上漂泊,1863年年底,狄考文夫妇终于抵达上海并踏上了中国的土地,旋即奉差于1864年1月15日来到中国北方的濒海小城登州。

　　矢志于教会事业的狄考文在传布福音方面可谓是殚精竭虑、艰辛备尝。在1864~1873年这将近十年间,他在整个山东大地上徒步或骑驴走了将近五万里路,访问了数以百计的村庄和大大小小的许多城镇,然而布道的收获却不大,吸收的教徒亦微乎其微。他在写给美国差会总部的信中曾这样描绘传道时的情形:"我们得花相当长的时间招揽听众。有一次我花了很大的劲儿也没找到一个人听讲","每到一个村庄,我们的耳边就充满了'洋鬼子'的喊声……我估计在近两天我至少从上万人嘴中听到了这个词"。严酷的现实使他下决心改变这种旅行传道的方式,去寻求一种能让广大中国民众更容易接受上帝福音的方法。

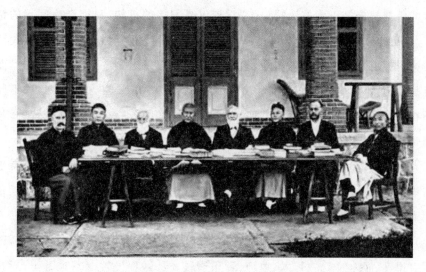

1906 年,翻译《圣经》委员会在烟台召开会议

在传教的实践中,狄考文认识到,作为一个有着悠久历史的文明古国,中国人非常重视教育,受过教育、有文化知识的人普遍会得到社会的尊重,在号称"孔孟之乡"的山东尤其如此。因此,要想从根本上打破"传教难"的局面,就必须找出一个适合中国国情的传教方法,那就是寓宗教于教育,通过教育来传播宗教。

狄考文并非是在经过多年的布道生涯后才认识到兴办教育对中国传教事业的重要性的。早在他到达登州的 8 个月后,即 1864 年 9 月,他们夫妇就在住处观音堂开办了一所学校——登州蒙养学堂(Tengchow Boys Boarding School),这也是"登州文会馆"的前身。

办学伊始,关于办学目的和办什么样的学校,在教会内部产生了两种不同的意见:一种观点认为,教会开办的学校应该成为直接传播上帝福音的场所,持此种观点的人倡导学校应作为一种方式,使众多"异教徒"的孩子被置于基督教真理的影响下,期望他们将皈依基督教,并特别希望他们成为布道人员;而以狄考文为代表的另一种观点则认为,让学校成为直接的传教机构是一种肤浅的看法,这种看法的盛行使中国教会学校大部分都只是初级学校,而教育内容则大部分仅限于宗教书籍。因此狄考文认为,让学校成为间接的传教机构是正确的选择——"学校仅是间接的机构,只能产生间接的结果,这更接近正确的观点,尽管它未包括这一逻辑中全部正确的内容,我认为为了捍卫和推进真理的事业,教会学校不仅仅是上帝手中的有力工具,而且是在道德、智力、宗教三方面教育学生的学校。传授西方科学知识,不能不在自然和社会两个方面都有伟大的贡献,这样的非直接机构是合理的,甚至是必要的。"

狄考文的这种观点在他的教育和传教实践中得到了很好的贯彻,突出体现在登州文会馆的课程设置上。据文会馆章程记载,文会馆学堂分正、备两斋,正斋六年卒业,课程有道学(讲授基督教典籍)、经学(中国的四书五经)、国文、算术、历史、理化、博物暨性理、理财、天文诸科;备斋三年卒业,课程有道学、经学、国文、算术、地理、音乐诸科。从课程设置上不难看出,对基督教教义的学习虽然也有涉及,但并非主要学习内容。

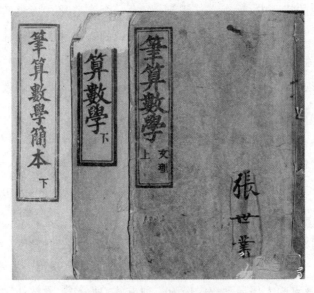

王景文珍藏的登州文会馆《笔算数学》课本

之所以说狄考文是"中国近代高等教育的奠基者",就是因为他创立了中国近代第一所大学——登州文会馆。关于究竟哪所学校是中国近代第一所大学,长期以来学界众说纷纭、莫衷一是。有的人认为是创办于1879年的上海圣约翰大学(原称"圣约翰书院"),有的人认为是创办于 1895 年的北洋大学堂,还有的人认为是创办于 1898 年的京师大学堂。然而,考诸史实,登州文会馆应为中国近代的第一所大学,该观点基于以下理由:

首先从创立时间上看,登州文会馆的前身登州蒙养学堂创立于 1864 年9 月,1877 年 1 月更名为"登州文会馆",创办时间均早于上述三所学校。

但是,仅从学校创办的早晚并不能对究竟哪所学校是中国现代第一所大学作出科学的判定,还要看这所学校是否最早开设了大学课程,及是否最早开始了大学的管理工作。我们不妨看一下另外三所学校是何时开设大学课程的:上海圣约翰书院创办于 1879 年,1892 年始设大学课程,1895 年第一班三人毕业,1906 年大学课程始定为四年,同年在美京立案为"圣约翰大学";北洋大学堂由盛宣怀倡议,于 1895 年经光绪皇帝批准创办,即使该校创办伊始就在实质意义上开设了大学课程并进行大学管理,也比圣约翰书院晚了三年;京师大学堂成立于 1898 年,其在创办时间上就晚于上海圣约翰书院设置大学课程的时间和北洋大学堂成立的时间。

对比上述三所学校,无论是创办时间还是大学课程设置,登州文会馆都要早得多。我们不妨在此梳理一下登州文会馆的历史沿革:1864 年 9 月 26日,登州文会馆的前身登州蒙养学堂建立,最初学制为六年;随着蒙养学堂的发展和学生水平的提高,1873 年年初,学制改为十二年,学校更名为"登州高等学堂"(Tengchow Boy's High School),正斋学生开始学习代数、几何、化学、力学、电学、天文学等课程。据狄考文日记载,早在 1874 年,他已经为学生们购买或制作了大量物理、化学实验设备,能够制作和使用摩擦生电设备发电,展示"电光和切割金属",用氢氧爆气光放"幻灯",制造了"轻氢和重氢,并用它们进行了实验"。总之,此时登州文会馆的学生们做的实验已经比狄考文在美国读大学时做过的多了。这充分说明,自 1873 年起,由登州蒙养学堂发展而来的登州高等学堂已经大致相当于美国的高级中学,同时附带开设了相当一部分大学课程。

1877 年 1 月,登州高等学堂的第一届三名学生毕业。狄考文认为这三人"都具有杰出的才能,他们在中国语言、文学以及西方科学方面的成绩都非常优秀";另据一位当时参加毕业典礼的牧师回忆,毕业的三人中"有一位的演讲可以和任何一所美国大学毕业生的演讲相媲美",同时在毕业典礼上也正式将"登州高等学堂"更名为"登州文会馆"。

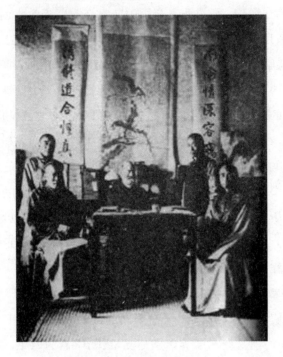

登州文会馆与狄考文

1879年,狄考文夫妇回美国休假。休假期间,狄氏到各大学进修考察,并广泛搜集各种实验设备,同时进行募捐活动,为建设真正高水平的大学做准备。

1881年2月14日,长老会山东差会寄信美国长老会本部,正式请求将登州文会馆更名为"山东书院"(College of Shantung)。也是在这一年,登州文会馆就"分了专业,已经按照大学的正规课程组织进行教学"。

1882年,根据美国基督教北长老会教士倪维思(John Livingstone Nevius)博士的提议,"人们认可狄考文创立的登州学堂为大学",因为这所学堂此前已经做了多年的大学工作。

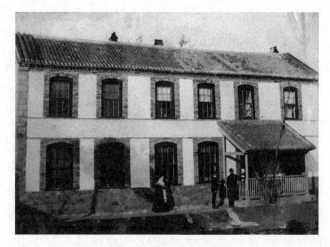

登州文会馆的传教士住宅

1884 年,美国差会总部授权登州文会馆办大学,英文名称"Tengchow College",亦称"Shantung College"。

1904 年,登州文会馆迁到潍县,与英国浸礼会创办的广德书院中的大学班合并,更名为"广文学堂"。因为是登州文会馆的老班底,所以广文学堂的专业设置也沿袭了登州文会馆的模式,分为五个系,分别是宗教教育系、中国语言文学系、自然科学系、数学科学系和哲学与历史系,另外附设理化实验室和天文观测台。

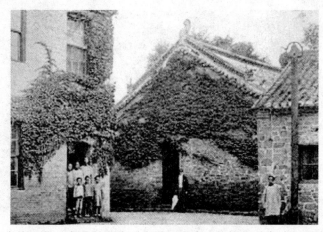

登州文会馆旧影,左侧为教学楼,中间为观音堂改的教室,右侧木杆顶端为校钟

　　诸多史料证明,登州文会馆所开设的西方科学课程在当时的中国处于领先地位,社会科学中的不少科目在当时中国的教育领域也是最先开设的。登州文会馆拥有当时"中国最多和最好的物理、化学仪器设备","与同期的美国普通大学一样好",其数量甚至比狄考文的母校美国杰斐逊学院多两倍。

　　综上所述,可以认为登州文会馆是中国近代的第一所大学,同时"几乎确定无疑是 19 世纪中国最好的教会大学",它的办学模式和办学章程为中国近代教育体制和新式学堂的建立提供了范本。例如,登州文会馆第二任馆主赫士(Watson Mcmillen Hayes)博士于 1901 年 11 月应山东巡抚袁世凯之聘,率文会馆六名毕业生赴济南,仿照登州文会馆的模式、规章,创办了中国第一所省级高等学堂——山东大学堂(山东大学的前身)。朝廷知道后,通令各省"仿照举办,毋许宕延"。另外,据文献记载,登州文会馆的毕业生还作为当时各大学教习的不二人选而被竞相延聘,一时间,文会馆毕业生供不应求,"领有毕业凭照效力于教育学界者以三百数,踪迹所至,遍十六行省"。京师大学堂的总教习丁韪良所聘任的西学教习据称只有一人不是文会馆的毕业生;反观在登州文会馆办学期间抑或是广文学堂办学初期,没有发现一名其他学校(无论是圣约翰书院、京师大学堂还是当时中国境内的其他大学)的毕业生担任教师。

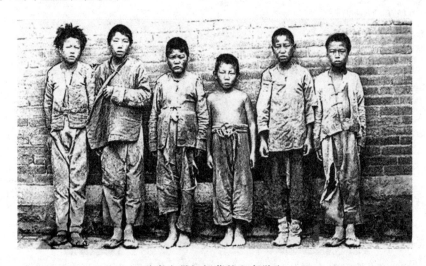

狄考文最初招募的六名学生

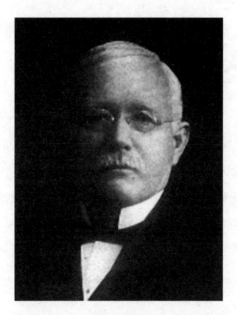

赫士博士

作为中国最早也是当时最好的大学登州文会馆的创办人，狄考文博士将西方现代大学教育体系系统地"移植"到了东方文明古国，在中国近代高等教育的发展过程中发挥了他人无法取代的奠基和开风气之先的作用。在此，让我们永远缅怀这位伟大的教育家、中国近代高等教育的奠基者并向他致敬！

（作者 吕军）

民初齐鲁大学校园掠影

在中国近代大学史上,有几座教会大学的校园曾经引领一代风骚,当年的齐鲁大学即为其中之一。昔日齐鲁大学与燕京大学并称为"北燕南齐",而被当时执教于此的老舍先生称为"非正式的公园"。时任齐鲁大学校长的刘世传则自豪而不无吹嘘地说:"齐大是中国最老的大学,正如我的另一个母校哈佛大学是美国最老的大学一样,绝对没有一个中国大学在这一点上赶上齐大。"

在中国近代大学史上,不可否认,当年的教会大学为开新式高等教育之先河者。当时中国南北各省的外国教会为了减少中西方文化的矛盾冲突,在校园建设上无不刻意采取中国古典风格,从而掀起了一场不大不小的"新古典主义"建筑浪潮,那些典雅漂亮的教会大学校园都曾经引领过一代风骚。

今日的山东大学趵突泉校区即为昔日齐鲁大学旧址,校园内至今犹存一些当年的老房子。窗影书声里,这些饱经沧桑的老房子曾经发生过许多有趣的故事;红楼绿树下,闪现过许多著名人物的身影。这些故事与人物,连同建筑物本身,都已成为中国大学史上的重要组成部分。

请看下面的照片,此乃民国初年齐鲁大学校园鸟瞰照,虽然图中的老房子早已变为新房子,但昔日倩影依旧清晰可见,仿佛时光倒流,又把我们带回了当年那座"非正式的公园"和"中国最老的大学"。

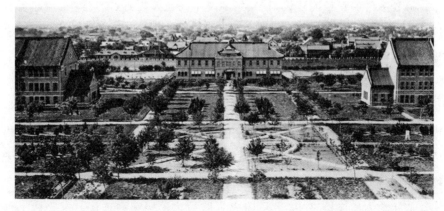

齐鲁大学校园鸟瞰照局部:柏根楼(化学楼)、麦考密克楼(办公楼)、考文楼(物理楼)

没有围墙的大学

　　齐鲁大学(英文名直译为"山东基督教联合大学")成立于1917年,为美、英、加三国基督教会联合创办,由山东潍县广文学院、青州培真神学院(含师范科)、济南共合医道学堂三家合并而成。因原济南的"共合医道学堂"已无扩展的余地,遂作为齐大医科之所在(见下面的照片),另辟建新校园于南圩子墙外,医学院和齐鲁医院仍在城里广智院街,神学院和文理学院迁入新校园。

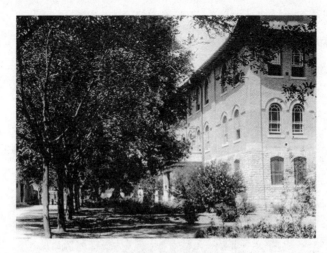

圩子墙内广智院街上的齐鲁大学医学院

　　齐鲁大学的新校园建设，首先是围绕中央花园附近，前后左右盖起了六座典雅漂亮的洋楼，作为整座新校园的主体建筑。最早建成的是柏根楼，康穆堂建成时间最晚，至1924年方才全部完工。

　　前面的鸟瞰照片为由南往北看，近南远北，左西右东。请看，图片迎面正中即是当年齐鲁大学校园内的"中央花园"。此中央花园南面，左为化学楼，右为物理楼，图中各见其半。正中远处那座楼是齐鲁大学办公楼，此楼后面可见一道上有垛口的长长的石砌围墙，那便是当年济南外城的南圩子墙。再朝远处望去，就是南关及老城里的参差烟火万家了。

　　当年这六座洋楼之中，最早建成者即为化学楼和物理楼。这是两栋外观形式几乎完全相同的"姊妹楼"，都是地上三层地下一层。校办公楼建成的时间较晚，是1923年才建成的。此楼亦为地上三层地下一层，楼门上方有座刻度为罗马数字的圆形大时钟，是全校的"标准时间"（那时没有中央人民广播电台播发的"北京时间"，济南城里的市民是听电灯公司鸣汽笛报时）。

　　从照片中看，此时的齐鲁大学校园尚无校门和围墙，据说只是在周围种了些洋槐树，埋了几根木桩，用铁蒺藜一拦就算院墙了。因此，当时齐鲁大学的学生中间有句玩笑话："齐大出入真自由，三百六十度皆门也。"（见崔德润《齐鲁大学的开创》）

　　齐鲁大学的校门"校友门"（见下面的照片）建成于1924年6月17日，据此可知，前面的鸟瞰照片反映的当为1924年之前的景象。

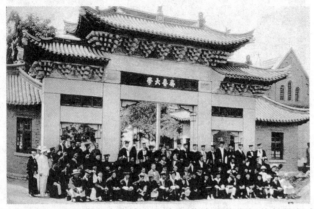

1924年6月17日，齐鲁大学毕业生在新落成的校友门前与教师合影

在中央花园北面，左右还建成了两栋楼，时间上稍晚于化学楼与物理楼，可惜此照片并非全景照，在这里看不见。请读者再看下面这张照片，此为20世纪30年代的齐鲁大学校园鸟瞰照，其南北左右四栋楼就全显身了。

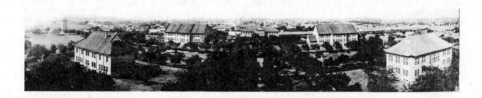

20世纪30年代齐鲁大学校园鸟瞰照

此照片正中，近处为中央花园，远处即是上面照片中的校办公楼，左面为化学楼，右面为物理楼；近处即为中央花园南面那两栋楼，左侧为神学院楼，右侧为图书馆楼；而图片左侧更远处的塔状物乃是当年齐鲁大学的"水楼子"（自备自来水塔）。由图中可见，神学院楼和图书馆楼这两座楼亦为"姊妹楼"，但规模较小，为地上两层地下一层。

那么，第六栋楼在哪里呢？就在摄影者的脚下——这两张由南向北的俯瞰照，当年摄影者大概都是站在南面康穆堂的塔楼上拍摄的。康穆堂是齐鲁大学的大礼拜堂，校办公楼坐北朝南，这座康穆堂坐南朝北，两者隔中央花园南北相对。

中西合璧的大屋顶

有意思的是，当年这六座洋楼都有一个"洋名"，或者说是以外国人的名字命名的：化学楼叫"柏根楼"，物理楼叫"考文楼"，校办公楼叫"麦考密克楼"，神学楼叫"郭罗培真楼"，图书馆楼叫"奥古斯丁楼"，大都与原捐款人有关。

为什么要以捐款人的名字命名呢？按照过去的批判性说法，一是"为讨得外国资本家的欢心"，二是"可在中国学生中植下崇洋媚外的种子"。不过，"讨得外国资本家的欢心"暂且不论，但"崇洋媚外"却似乎不然。事实上，当年中国各地的外国教会为了减少中西方文化的矛盾冲突，在校园建设上无不刻意采用中国古典风格。齐鲁大学的这几座教学楼均采用了中西合璧式的飞檐大屋顶，无论是檐窗外观造型还是砖雕木刻等细部，都在"洋为中用"上下了很大的工夫：其中既有青蝠万字图案，也有荷叶莲瓣造型，还入乡随俗融入了若干泉城文化元素。

如今，这些美轮美奂的老房子都已成为 20 世纪 20 年代中国"新古典主义"建筑浪潮中的典范之作，这与当下全国各地大学校园里那些充满西式风格的高楼大厦形成了鲜明的对比。

下面这张照片表现的是 1924 年的齐鲁大学校园，儿童们在考文楼前玩花柱游戏。由北往南看，左东右西，图中运动场位于校办公楼前方的南面，即前面照片里的中心花园（此时尚未建好），左侧近处这座楼为神学院楼，中间远处有塔楼者为康穆堂，右侧近处者为图书馆楼，东侧为男生宿舍"四百号院"。

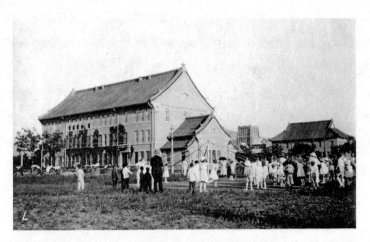

1924 年，儿童们在考文楼前玩花柱游戏

齐鲁大学学生的体育运动中，球类有网球、排球、篮球等，田径有长短跑、投掷、撑竿跳等。当年齐鲁大学篮球队曾多次夺得华北运动会冠军，抗战期间，在成都华西坝"协合五大学"中也是佼佼者。

齐鲁大学的标志——康穆堂

下面照片展示的是位于齐鲁大学校园中心南侧的康穆堂，在齐鲁大学校园的六座主体建筑物中,这座康穆堂可以说是最漂亮的。康穆堂是齐鲁大学的大礼拜堂,其全称为"康穆纪念堂"。

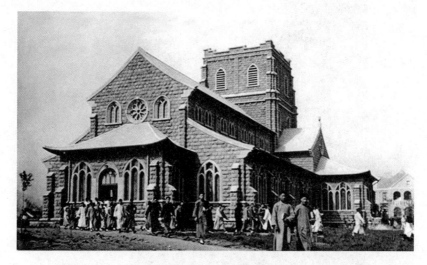

齐鲁大学学生在康穆堂前合影

当年齐鲁大学的"康穆堂"如同燕京大学的"未名湖",世人咸闻,中外驰名。20 世纪 20 年代初,英国的罗素、美国的杜威、印度的泰戈尔等世界名人访华来济,造访齐鲁大学,就是在这座康穆堂里发表演讲的。康穆堂不仅是齐鲁大学的标志性建筑物,也是全校的"制高点"。登上康穆堂的二层塔楼之顶,整个校园便尽收眼底,你不仅可以近瞰全校景色,甚至可以南观千佛山、北眺大明湖,大半个济南城的风光尽在一览之中。当年的齐鲁大学学子们便是在如此的红楼绿树丛中,伴着康穆堂塔楼上悠扬的钟声上下课,念书学习的。

"四百号院"与"景蓝斋"

下面三张照片表现的分别是齐鲁大学女生宿舍"景蓝斋"和男生宿舍"四百号院"。

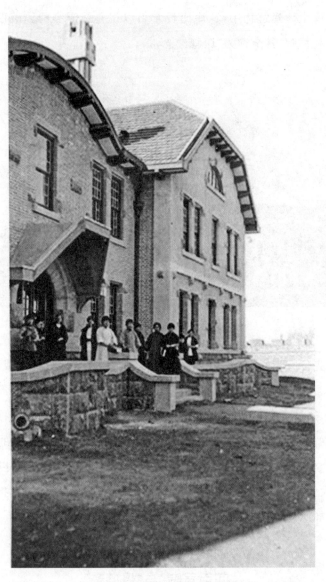

齐鲁大学第一女生宿舍景蓝斋

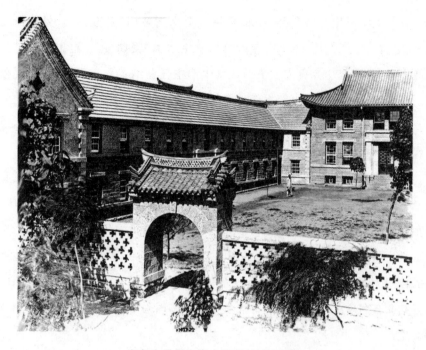

齐鲁大学男生宿舍"四百号院"院门

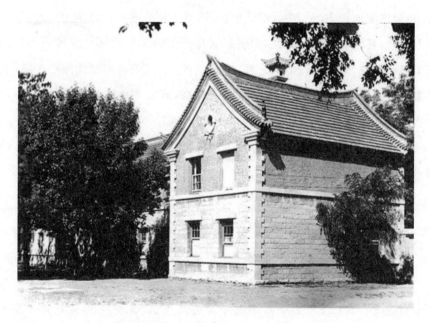

齐鲁大学男生宿舍"四百号院"的石墙小楼

齐鲁大学男生宿舍名为"四百号院",女生宿舍叫"景蓝斋"。景蓝斋是第一女生宿舍,还有建于 1933 年的第二女生宿舍"美德楼"。这里的"景"是敬仰之意,是为纪念齐鲁大学第一任女生部主任蓝纳德女士而命名的,美德楼则是为纪念第二任女生部主任麦美德女士而命名的。

从男女生宿舍的房间设施状况,足可看出当年齐鲁大学学生学习环境之优越。

男生宿舍四百号院为 8 座上下两层的石头公寓,石墙很厚,冬暖夏凉。每个学生单独住一个房间,每个房间面积 12 平方米,房内设有单人钢丝床、写字台、椅子、盆架、衣柜、壁橱等。每层楼 20 个房间,两端设有卫生间。毕业班学生另加一个 20 平方米的房间,供写论文用。公寓内另有两栋带地下室的楼房为餐厅。宿舍的住宿条件是很富裕的,因为整个四百号院住满时可容纳 320 名学生。历史上齐鲁大学学生最多时总数约六百人,其中约两成为女生。

女生宿舍的条件就"更上一层楼"了。景蓝斋和美德楼均为两人一间房,每个房间面积 20 平方米,红漆地板,除男生宿舍有的设施都有之外,还内带卫生间,可洗热水澡。因此,即便是家在济南的学生也选择住校而不住在家里。可以说,除了没安电话之外,一切皆备了。那么,如此优渥之环境,要交多少学费呢?传闻当年教会大学收费甚高,其实齐鲁大学则不然,其所收学费之低令今人难以相信——就两袋子洋面钱!

一位 1947 年考入齐鲁大学的学生记述了他当年报到交学杂费时的情景:

> 当进入办公大楼进行注册交学杂费时,做梦也未想到如此便宜,每学期学费仅两袋面粉(90 斤)、杂费一袋半面粉。当时国民党物价天天涨,交费时先去附近面粉店铺开了条,持条交上,由总务处领出面粉。圣约翰和其他私立大学每学期学杂费高达三千斤大米,比齐大贵三十倍以上。辅仁大学的学杂费高于齐大两倍,还算便宜。齐大的学费在教会大学中为最低。(摘自徐均望《齐鲁大学拾遗》)

若非这是当事人的叙述，今天我们恐怕很难相信这是事实。只可惜，对那个时代，今天的人们已是有相当的隔膜了。齐鲁大学旧址就在我们身边，而我们对它的了解却还远远不够。珍惜这些齐大老房子，也就是珍惜近代大学史。校园建筑之新旧杂陈，与大学精神之中西合璧，是互为表里、相辅相成的——对今天的中国大学而言，无论如何改革和扩建，都不应该没有历史记忆，没有精神怀想，没有文化遗存——这是在一个全然陌生的"新校园"里所不可能体会到的。

（原载 2009 年 3 月 27 日《齐鲁医院报》专刊《齐鲁大学校园梦寻》，作者李耀曦，有改动）

齐鲁大学编译馆旧影

近代中国之西风东渐,西方传教士不仅传来了《圣经》与上帝,也带来了西医和西药。人可以不信上帝,但有病还得吃药。昔日齐鲁大学校园内曾有个医博会的编译馆,就专门从事西文医学著作的翻译与出版事宜,对我国早期西医学的引进与推广工作可谓功莫大焉。只可惜,对那些开先河的人物,如今我们已知之甚少了。

西装革履与长袍马褂

近年来,笔者曾于无意间发现了几张有关齐鲁大学编译馆的老照片。

请看下面的照片,这张老照片曾出现在《济南开埠百年》大型画册中,图片下面的注释文字为:"中外教师一起办公,中方教师身着长衫手握毛笔,外籍教师西装革履手执钢笔,体现了中西方文化的不同和交融。"其实,此照片反映的正是昔日齐鲁大学编译馆的旧影,旧影中右侧之西装革履、手执钢笔的外籍教师当为英国人英格尔,时为齐鲁大学医学院解剖学教授;旧影中左侧之头戴瓜皮帽、手执毛笔的中方教师当为山东人周干庭,时为齐鲁大学文学院国文教授,他们二人正在共同翻译一本中文名为《格雷氏解剖学》的英文医学著作。

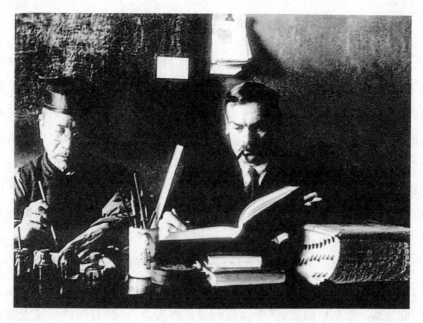

周干挺与英格尔

周干庭(1875～1957),名树桢,字干庭,山东潍坊黄旗堡镇北新庄人,清末廪生,长于诗词文章;曾留学日本,入孙中山同盟会,回国后历任淄川县长、山东高等师范学校学监、山东省立女子师范校长、齐鲁大学国文教授、齐鲁大学文学院国文系主任等职。中华人民共和国成立后,被聘为山东省政协特邀委员。

英格尔(1895～?),出生于英国剑桥,毕业于剑桥国王学院,1920年受伦敦浸礼会资助来到中国,任齐鲁大学解剖学教授,妻子是苏格兰人,曾在齐鲁大学校园内创办济南外侨学校,他们二人的子女哈里斯与罗纳德均出生于济南。英格尔于1939年回国,其子罗纳德曾于1993年造访原齐鲁大学校园故址,见到了父亲当年的学生曹献庭。曹献庭当时为山东医科大学退休骨科教授,向罗纳德出示了一本《格雷氏解剖学》,称此书当时仍作为教材使用。

按旧影中两人看上去的年龄推算,此照片当摄于20世纪20年代初。

编译部二十年之著述

早年的齐鲁大学医学院位于圩子墙内广智院街,齐鲁大学编译馆即附设于齐鲁大学医学院校园内。不过,编译馆实际上与齐鲁大学之间并无隶属关系,前者的全称为"中华医博会驻济编译部"。中华医博会是在华基督教医药传教士于1886年成立的"中华医学传教会",1923年改称"中华医博会",当时有会员649人,其中中国籍会员93人。1932年,中华医博会与中华医学会合并。与此同时,中华医博会会刊《中华医学杂志》的编辑部则因经费拮据,也由上海迁至济南,与齐鲁大学医学院的《齐鲁医刊》编辑部合并,两名编辑人员亦随同调入齐鲁大学编译部。

在1932年前的中华博医会时代,齐鲁大学编译部的专职人员很少,仅设专任主任及副主任各一名。主任孟合理,副主任鲁德馨。请看下面这张照片,此为编译部早期旧影,图中左侧的年长者为孟合理,右侧的年轻人为鲁德馨。

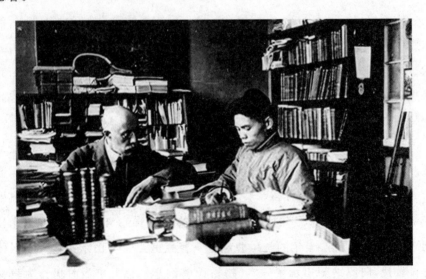

孟合理与鲁德馨

孟合理(1869～1937)英名"珀西·隆斯代尔·迈考尔"(Percy Lonsdale Mcall),汉名"孟合理",苏格兰人,来华传教医师,曾为英国伦敦教会所办"汉口大同医学堂"的教务长。1917年,汉口大同医学堂与齐鲁大学医科合并,十二名学生与四名外国教授也先后并入齐鲁大学。鲁德馨(1891～1974),湖北天门人,字进修,1916年毕业于汉口大同医学堂,获医学博士学位,后任《齐鲁医刊》主编,中华人民共和国成立后曾任人民卫生出版社副总编辑。

合并后的齐鲁大学编译部除了两位正副主任之外,又陆续增添了黄贻清、张锡五、马争存、陈佐庭、郭洲、王鉴等数位专职编译人员。但即便如此,仍显人手不足,而且他们也不可能精通医学领域的各个专业。因此,当年编译部在专职人员之外,还有一个由齐鲁大学医学院和齐鲁医院各科主任组成的专家委员会,委员会的委员们在工作之余,会来编译部承担编译工作,并各展所长,担任各自专业领域的书籍杂志的主编或主译。此外,其他院系的师生们均可自由投稿,或编写,或翻译整部的专科书籍,由任主编或主译的专科主任负责审定其所写内容,而编译部的专职人员则在总体上负责文字的编辑整理、安排篇幅与排版校对等工作。

齐鲁大学编译部前后历时二十余年,做了许多有开创性的工作。

中西医是两个完全不同的医学体系,西方医学的引进与翻译不仅是中西学术的交流,更是中西文化的碰撞与交融。一方面,许多西医学术名词是中医里没有的,而且即使可找到相应的名词术语,其含义也可能并不相同。例如,中医里"肾"的概念与西医里"肾"这一器官就不是一回事。另一方面,当初的翻译者又各自为战,既无规范又缺乏沟通,于是便造成了"一事多名"的混乱局面,如解剖学曾被翻译成"全体学",胰脏曾被翻译成"甜肉",等等。

最早从事中西医名词术语统一与规范化工作的外国人是在山东青州的美国传教士狄考文和在上海的英国传教士高似兰。1905年,狄考文组织广文学院的研究机构,与中华医博会合作编译了一些西方医学书刊。高似兰为中华医博会名词委员会创始人,1916年由中华医博会与中华医学会联合修订再版的《高氏医学辞汇》成为当时中国医学界最具权威性的医学词典。1930年高似兰去世后,《高氏医学辞汇》由鲁德馨与孟合理合作继续编辑再版,修订本从第七版一直出到第十版。

据不完全统计,当年齐鲁大学编译部曾先后编译出版《希氏内科学》《史氏病理学》《孔氏实地解剖学》《格氏系统解剖学》《秦氏细菌学》《罗卡两氏外科学》《贺氏疗学》《梅氏眼科学》《妇科学》《耳科学》《生理学》《组织胚胎学》《药物详要》《外科小手术》《高氏医学辞汇》《按摩疗法》等多部西医著作，并按期出版《中华医学杂志》。

编译部齐鲁大学同仁合影

请看下面这张老照片，此为 1935 年齐鲁大学编译部同仁欢送施尔德回国休假时的合影。这张摄于八十多年前的旧影中，一些人现已无从辨识。

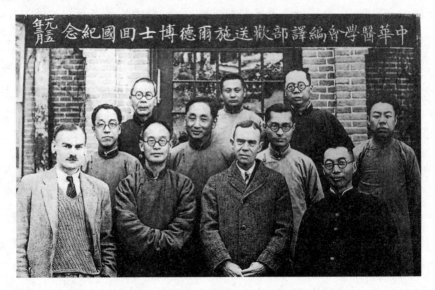

1935 年春，齐鲁大学医学院院长施尔德回美国休假前，
与中华医学会编译部同仁的合影

如今可确认者，前排左一为英格尔，时年 40 岁，齐鲁大学医学院解剖学教授；左二为江清，时年 49 岁，留美医学博士，曾任齐鲁大学医学院院长；左三为施尔德（见下面的照片），美国人，时年 57 岁，组织胚胎学教授，时任齐鲁医院院长。

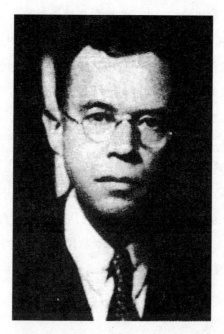

齐鲁大学医学院院长施尔德博士

二排左二为侯宝璋,时年42岁,齐鲁大学医学院病理学教授。后排左一为周干庭(其与施尔德的合照见下图),时年60岁,齐鲁大学国学研究所研究员,文学院国文系教授。

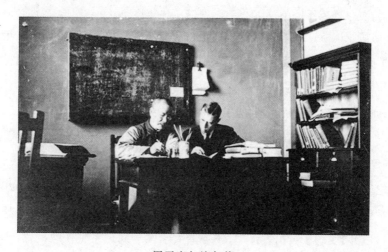

周干庭与施尔德

此外,还有四人难以确定身份:前排右一似为鲁德馨,时年44岁,医学会编译部副主任。二排左一似为林济青,留美理科硕士,时为齐鲁大学理学院院长,此前曾代理齐鲁大学校长;左三似为谭天凯,留美博士,时为齐鲁大学文学院院长;右一似为栾调甫,时年46岁,齐鲁大学国学研究所主任,文学院国文系教授。其余二人则无从识别。

疑似者之中,林济青尤值一提。林氏本姓衣,又名"林则衣",与齐鲁大学校董衣振青为同胞兄弟。林济青祖籍山东登州府莱阳县,其外祖父林青山为有记录的近代以来山东第一位基督教徒。林济青毕业于广文学堂,后留学美国,获哥伦比亚大学文学学士与伊利诺伊大学工程学硕士学位,1919年任齐鲁大学地质与经济学教授,1930年曾代理齐鲁大学校长,1936年7月至1937年"七七事变"前曾任青岛国立山东大学校长。

侯宝璋与江镜如传奇

在上述可确认者之中,江清与侯宝璋是中国医学界的两位传奇人物。

侯宝璋(1893~1967),字又我,安徽凤台人,出身中医之家,是享有国际声誉的医学专家,中国病理学的开拓者。侯宝璋幼承家学,有"神童"之誉,聪颖过人,过目成诵。少年时负气离家出走,至怀远教会民康医院,靠在医院打杂工谋生,后被保送至南京金陵大学预备班。在金陵大学时,因闹学潮被学校开除,又回民康医院。1916年又被民康医院保送入北京协和医学院,1918年入齐鲁大学医学院,毕业后留校任教。因成绩卓著,被齐鲁大学推荐到美国芝加哥大学与德国柏林大学进修深造,回国后任齐鲁大学医学院病理学教授。

1931年,侯宝璋与江清创建了中华医学会济南支会,侯宝璋任会长,江清任书记。1934年,侯宝璋等绘制发表了我国第一部《病理组织学图谱》。1938年,齐鲁大学内迁成都华西坝,侯宝璋为华西坝齐鲁大学医学院代院长,其间曾去伦敦大学讲学,发表了《为司马相如的病下一诊断(中国糖尿病史)》《中国解剖学史》《中国牙医史》等论文和著作。1946年,应美国国务院约请赴美讲学。1948年,受聘于英国教育部,任香港大学医学病理系主任教授,后代理院长职务。1953年,动员次子侯建存由国外返回祖国。20世纪50年代,侯宝璋相继撰写了《中国天花病史》《疟疾史》等专著三部,发表论文五十余篇。1962年,次子侯建存应周恩来总理之请回国,出任中国医科大学副校长,并利用其秘密携带回国的先进器材建立起中国大陆第一所病理学实验室。

20世纪30年代,侯宝璋在齐鲁大学时与文学院诸教授多有交往,尤其与老舍最为交厚,因为侯宝璋不仅是一位造诣卓著的医学专家,而且也是一位国学素养深厚的文史专家。侯宝璋于1967年3月12日突发心梗病逝,享年74岁。

江清(1886~1939),字镜如,湖北荆门人,中国病理学与生物化学的创始人之一(照片见下图)。1912~1917年留学欧美,为美国宾夕法尼亚大学病理学博士、英国剑桥大学生物化学博士、上海圣约翰大学医科博士,中华医学会主席团成员。1920年在中华医学会第三次会议上提出:霍乱病患者之死,表面现象为尿中毒,实为血中酸毒所致。江清先后发表过《尿素酵素》《过敏现象》《西医择要》等译著,在血液分析、蛋白化学、免疫学和营养学方面都有杰出贡献,为世界医学生物化学界所承认。他还多次代表中国参加国际医学会议。

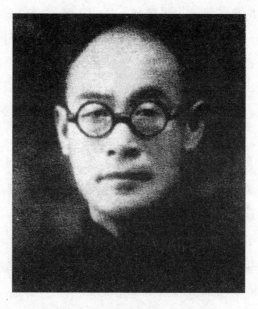

齐鲁大学医学院院长江清博士

　　江清还是中国较早重视科普的专家之一,曾为中华护士会编译了《护士应用化学》《护士应用饮食学》等通俗读本,深受各界好评。他与孟合理、鲁德馨合译的《斯氏诊断学》直到 20 世纪 50 年代仍为重要的医学著作,曾多次再版。

　　江清之子江涛声不仅为医学专家,而且是革命活动家。江涛声原名江晴恩,为江清长子,1912 年出生,在北京读中学时参加过学生运动。1928 年考入清华大学经济系,1930 年留学德国柏林大学医学院,翌年在德国柏林加入中国共产党。希特勒上台后被驱逐出国,后又在捷克、瑞士等国从事革命活动,并获得了瑞士巴塞尔大学的病理学博士学位。

　　1934 年,江涛声回到济南,1935 年因掩护地下党员刘思慕被捕入狱。1936 年获释后,到捷克宣传中国的抗日运动,1939 年率领捷克名医基希博士等人组成的国际红十字医疗队回国参加抗日战争,历任云南、四川等地几所医学院的副院长、院长职务。1944 年在重庆加入中国民主同盟。1946 年,经国民政府上层人士推荐,到徐州陆军总医院担任少将院长。他以合法的身份作掩护,秘密开展民盟地下组织工作,并为中国共产党提供了许多重要的军事情报。

　　1947 年秋,江涛声抱病回到济南,任齐鲁大学医学院教授。1948 年春,江涛声组建了济南市的第一个民盟地下组织。济南解放后,任山东省立医院第二教务主任。1949 年 9 月 10 日,因突发肝病逝世于济南。

　　江涛声通德、英、法等多种语言,曾主编《病理学大纲》,并先后著译有《营养对于传染病抵抗力的影响》《苏联公共卫生的实质》《维他命现行法定标准》《营养观念的变迁》等著作,此外还有《阿姆斯特丹》《都拉格》《北欧木屋中》等多篇自传体文稿。

　　江涛声有子名江拓舟,"文化大革命"前就读于中央美术学院附属中学,20 世纪 80 年代得祖父江清海外学生之助而留学美国,据闻现为宾夕法尼亚大学教授兼华裔画家。

　　当年齐鲁大学医学院院长江清住南新街 51 号花园洋房("江家公馆"),原江家公馆小洋楼至今犹存。20 世纪 50 年代,山东省副省长李予昂等曾先后在此居住,现为《羲之书画报》编辑部所在地。

　　(原载 2013 年 6 月 6 日《齐鲁晚报》"青未了"副刊,作者李耀曦,有改动)

齐鲁大学天文馆奇人轶事

早年齐鲁大学校园内有座天文馆,并设有天文算学系。齐鲁大学天文算学系首开中国天文学研究之先河,当年的天文算学系主任王锡恩曾被誉为"当代世界六大算学家"之一。直到 20 世纪 50 年代初,齐鲁大学天文算学系的毕业生中还出了个天文学院士苗永瑞。

独步民初的天文馆

早就听说齐鲁大学校园内曾有座颇为稀奇的天文馆。天文馆造型别致,于绿树掩映洋楼参差之间,独具一格。天文馆内设有两座天文观象台,可以夜观天象,日察气象,测天道之玄机,知人间之冷暖,故而成了齐鲁大学校园内的奇特一景。齐鲁大学天文馆建于 1917 年学校成立之初,隶属于其文理学院下面的天文算学系,系主任为中国人王锡恩。据传,王锡恩用祖传珠算术即可进行高深的天文计算,任何复杂的天文算题都难不倒这位王老先生。

关于王老先生之"神机妙算",早年齐鲁大学学生中间流传着这样一个故事,说是外国传教士狄考文听说了王锡恩的珠算术后颇不以为意,遂提出要与王锡恩比试一番。于是两人约定,共同推算未来的月食日期,王氏用了三个算盘并排而推演之,没几分钟便算出了结果,而狄氏却一张纸接一张纸地推算了半天,才勉强得出结果。经过此番较量,王锡恩的珠算术令通晓西方天文学的狄考文长老大为折服,并从此不敢小觑中国人奇妙的珠算术。

不过余生也晚,如此奇人妙物,虽听说过却没见过。然而没承想,近年来笔者搜罗到了一组齐鲁大学的老照片。在翻阅这些齐大旧影时,却意外目睹了当年齐鲁大学天文馆的"庐山真面目",而且其中就有传奇人物王锡恩的身影。请看下面的旧影,此即齐鲁大学初创时期的齐大天文馆,天文馆外两位合影者中,左侧身穿长袍马褂、上黑下白之老者即为天文算学系主任王锡恩,右侧一袭白色长衫之青年学者则为其助手、天文算学系副教授田冠五。田氏名羲经,字冠五,临淄毕家庄人,1910年从潍县广文学院毕业后留校任教,1916年进入齐鲁大学天文算学系。

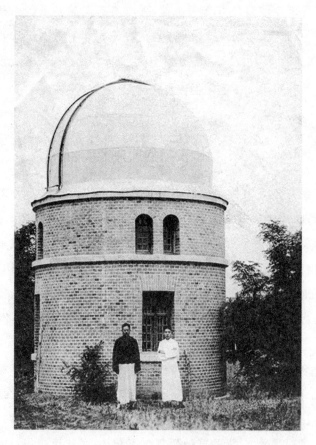

齐鲁大学天文算学系主任王锡恩(左)与副教授田冠五(右)在天文馆外的合影

而从下页的照片中可以看到,天文馆位于齐鲁大学校园网球场附近,第二张为近景照。最后一张照片为1939年冬天的齐鲁大学天文馆,从照片中可以看出,当年天文馆位于校园东南角,背后不远处即是白雪皑皑的千佛山。

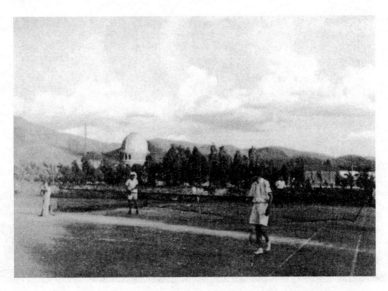

齐鲁大学天文馆远景——位于文理学院校园东南角网球场附近的天文馆

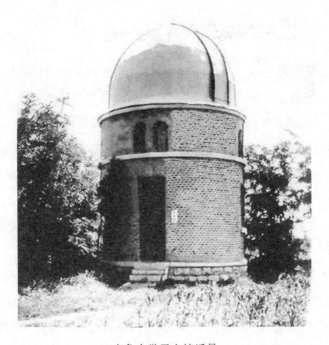

齐鲁大学天文馆近景

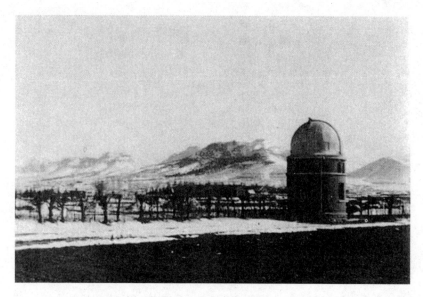

1939 年冬天的齐鲁大学天文馆

有了重现的这些旧影，当年那些老故事也逐渐鲜活起来。

狄考文奇遇王万相

齐鲁大学之天文馆与天文算学系，就清末民初而言，可谓是独步海内、举世无双。当年全国各公立、私立大学之中，唯独广州中山大学后来设有天文台与天文系，其数学天文系设于 1927 年，天文观象台则建于 1929 年。另外需要说明的是，齐鲁大学天文馆虽为 1917 年后新建，但其仪器设备却是由文理学院的前身——潍县广文学院并入时搬迁过来的，广文学院早在 1904 年即开设有天文算学科；而广文学院之天文馆与天文算学科又是由登州文会馆归并而来，登州文会馆早在 1872 年便升格为大学，其在"正斋"中便传授"天化格算"，如此算来，那年头就更早了去了。

当年齐鲁大学天文算学系的主任王锡恩（见下图）即为登州文会馆的早期毕业生。王锡恩（1871～1932），字泽普，青州东王车村（今属朱良镇）人。王氏出身书香门第，为天文算学世家，其父名王万相。王锡恩于 1893 年毕业于登州文会馆，为第十五届毕业生，因成绩优异而毕业后留校任教。其实，当年齐鲁大学学生所言狄考文与王锡恩之比赛实为误传，与狄考文斗法者并非王锡恩，而是其父王万相。也正因为如此，王锡恩才得以入登州文会馆读书。

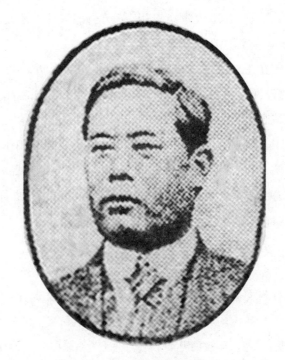

天文算学家王锡恩肖像

原来，王锡恩之父王万相为青州饱学之士，满腹诗书经纶，精通天文地理，家中藏有明代徐光启的译著《几何原本》及清乾隆《历象考程》等天文历书。但此时王家已经败落，这位鸿儒为生计所迫，便毅然背起大算盘到处流荡，为人测算吉日，观察推算风水等事，借以糊口谋生。适有一日狄考文外出，恰与身后背大算盘的王万相相遇。狄氏甚奇之，问此为何物，有何用途，王氏答为算盘，可以运算黄道吉日，测算天日地利。狄氏遂问能算日月食否？王氏答"能！"狄氏即立邀王氏至其后房，两人约定，你用算盘我用笔，同时推算下次月食的时间及可见地点的年月时分，看谁先算完。经过时间不短的紧张推算，结果两人几乎同时完成，所计算时分也相差无几。但是，狄氏是有一套计算公式与对数表可查的，而王万相则两手空空，全凭算盘一张,这令狄考文大感惊异:中国确有才子学者!如果此人能运用西学算法,将不知会出现何等奇迹。当时王万相已有50多岁,狄氏问其有孩子否,并愿教其西式算法。王氏答曰有一子,正在乡间学习四书五经。狄氏便告诉王万相把儿子送来学堂,且不收学杂费用,王氏当即答应。于是,王锡恩便入了文会馆,成为狄考文的弟子。

登州文会馆在王锡恩入学之前即建有"观星台",并传授"天化格算"。其中,理化格算等课程为狄考文亲自讲述,天文测绘等课程则由赫士教授。当时登州文会馆观星台的天文仪器中,配置有25厘米反射望远镜,为狄考文1879年回美国休假时所购置。这架精密的大型天文望远镜于1904年搬迁至潍县广文学院,1916年搬迁至济南齐鲁大学,1952年齐鲁大学撤销后又被搬运去了南京大学,并成就了新中国的第一个天文系,也算是物有所值了。自然,这些都是后话。

天文学奇才王锡恩

王锡恩在登州文会馆任教两年后,1895年,狄考文退休,其校长一职由赫士接任。狄氏与赫氏均为博士,而赫士似乎更胜一筹,共有天文、法学、汉学、神学四个博士头衔,还被清廷特授予"进士"荣誉称号。赫士对此颇为得意,其在《天文揭要》等著述中署名即为"美国进士赫士著"。1901年,"洋进士"赫士应山东巡抚袁世凯之邀创办了山东大学堂,袁世凯授予他的头衔是"总教习",实为包办此事的校长。总教习赫士从登州文会馆带了九名中西学教习前往济南筹办山东大学堂,其中西学教习六名,王锡恩为其中之一,任物理学教习。1903年,赫士因不满学堂强迫学生跪拜祭孔而愤然辞职,重返潍县广文学院,王锡恩亦随之而去。1916年,广文学院迁往济南组建齐鲁大学,王锡恩出任学校天文算学系主任兼天文观象台台长,并在理学院开课教授天文、数学、电学、地质学等课程。

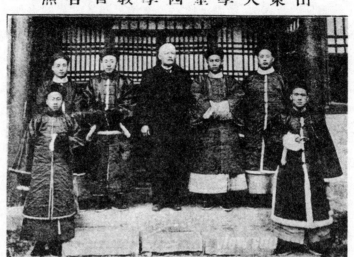

1901 年，赫士带领王锡恩等六位西学教习在山东大学堂的合影

（中间站者为总教习赫士，其左手边站者为物理教习王锡恩）

　　当年的齐鲁大学理学院开设有天文算学系、物理系、化学系、生物系等系科。在外国人当校长把持校政的时代，其他各系科主任均为英、美、加等国的外籍教授轮流坐庄，唯独天文算学系主任始终是中国人王锡恩，直至其去世。当时天文算学系的师资力量很少，除系主任王锡恩之外，仅有田氏和管氏两名教员，田氏即为田冠五。但不久之后，田、管两位都先后离去，后来又从英国剑桥来了位菲利普斯教授任教。提起这位菲利普斯教授，当年齐大学生王神荫后来曾著文曰："菲氏连给王解鞋带都不配！"故而菲氏直至齐鲁大学被撤销也没有正式确立为系主任。

　　王锡恩入齐鲁大学执教之初，便被法国天文学会吸收为会员，并由英国皇家学会授予其理学硕士学位，不过这其实是一个姗姗来迟的荣誉。原来，早在王锡恩在广文学院任教时，便以西方天文学为工具，结合祖传的天文算法，即利用木星光环运转周期计算日月食之法，写成了一篇论文《论日月食测算法》。但王氏不懂英文，因其在文会馆读书时狄考文坚持不开英语课。当时广文学院的教员中虽不乏会外语者，但却不通天文学，故迟至二十年后，才由赫士代为译成英文，送交英国皇家学会审议。王氏晚年又在此基础上创立了绘图日食新算法，受到了国际天文学界和数学界的重视。对当时英美等国的许多前沿性课题，王锡恩都多有心得，从而获得了"当代世界六大算学家之一"的称号。

除精通天文算学外，王锡恩对声、光、化、电也无一不精，其对电学尤感兴趣。当时中国南北方的大城市，尤其是沿海城市已有小型发电厂，但对发电机的原理与使用方法等知识，众人皆知之甚少，既无书可查，又无人可请教。王氏遂编著了《电工手册》一书，由齐鲁大学印刷厂石印后代为出版。此书一出，霎时间洛阳纸贵，被竞相争购一空，后各地派人辗转传抄，来函索购，仍供不应求。王锡恩遂将全书重新整理，增加新内容，扩大篇幅，定名为《电工学》。书稿写成之后，上海商务印书馆闻讯愿以高价收买出版权，并应允当即付印，以应急需。王氏怕邮寄遗失，适有友人去青岛乘船赴上海，乃托付之。岂料不久此友人却来信称，书稿不慎在船上丢失，甚为抱歉云云，自此该书即无下文。王氏原本长期患病，经此经济与精神上的双重打击，病情加重，也是导致其过早离世的原因之一。

1932年，王锡恩因糖尿病并发症而去世，享年60岁。王氏一生著述甚丰，除《实用天文》《普通天文学》等多种天文学著作之外，还有《力学测算》《电学测算》《勾股演代》《最新图解三角术》等数理学著述。当年齐鲁大学天文馆内共有大小两座天文观象台，其中大者为天文算学系学生实习之用。王氏去世后，齐鲁大学的师生为纪念他，便将此天文观象台用他的字命名为"泽普观象台"。

出了个院士苗永瑞

王锡恩去世后，天文算学系毕业生程庭芳留校任教，担任菲利普斯的助手。程庭芳（1911～1968），山东高青人，1932年考入齐鲁大学文理学院，1936年毕业并获理学硕士学位，后被齐鲁大学聘为天文算学系助教，兼管天文台观测工作。1937年"七七事变"之后，齐鲁大学内迁成都华西坝，天文算学系停课，但天文馆内的仪器未装箱搬迁，并由程廷芳留下来负责维护看管。据称,程氏在此期间曾到"泽普观象台"观测过太阳黑子和星云。

抗战胜利后,1946 年齐鲁大学搬迁回济南,天文算学系复课。至 1948 年济南战役爆发前,又招收了两届新生,即 1946 级与 1947 级。这两届学生总共不过十来名,其中女生三名,而男生中则有三人均姓苗,名为苗永宽、苗永明、苗永瑞,此即济南桓台苗氏家族子侄三兄弟,苗永宽、苗永明为苗海南之子,苗永瑞为苗星垣之子。

1952 年 9 月,全国高等院校大调整,根据当时华东管委会调整的方案,齐鲁大学被撤销,文理学院各系、科分别与其他院校归并。其中,天文算学系连教师、学生及仪器设备都一股脑儿地归并去了南京。其中,副教授程庭芳带两名毕业生许邦信和苗永宽去了南京大学,与中山大学调去的教师一起,组建了南京大学天文系。后来,许邦信与苗永宽都曾担任过南京大学天文系主任。天文算学系毕业生赵先孜、石辰生与苗永瑞三人则去了南京紫金山天文台,后来赵先孜曾任紫金山天文台副台长,而苗永瑞(见下图)则成了天文学院士。

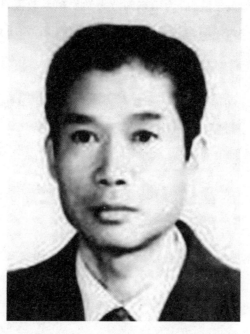

1951 年齐鲁大学天文算学系毕业生苗永瑞后来成了天文学院士

苗永瑞(1930~1998)为齐鲁大学天文算学系 1946 级学生,1951 年毕业。由于当年日寇入侵、济南沦陷等原因,苗永瑞幼年并未入中小学读书,而是由其父苗星垣延请了几位颇有声望的教师来家授课。苗永瑞聪明过人,加之其勤奋好学,因此 16 岁便考上了齐鲁大学天文算学系。当年天文算学系最后的两届学生中,女生沈庆辰和男生石晨生、苗永瑞是公认的尖子生,只可惜沈、石两位均英年早逝。毕业后,苗永瑞先是在南京紫金山天文台工作,后调至上海天文台,还曾任陕西天文台台长。苗永瑞在天文学研究领域的独特贡献主要有两点:一是天顶星的测定和应用,二是长波授时台的建立。苗永瑞提出的解决途径与设计方案,把时间测定精度提高了一千倍(微秒级),对中国航天事业的发展可谓是功莫大焉。1991 年,苗永瑞当选为中国科学院学部委员,后成为中国科学院院士。

1952 年,原齐鲁大学的两架天文望远镜等仪器被拆走运去南京后,两座天文观象台便只剩下了空壳,不久天文馆也被拆掉了。当年的"三苗"之中,苗永明去了山东师范学院,后为山东师范大学物理系教授,1997 年被推举为齐鲁大学校友会会长。时至今日,恐怕已经没有几个人还记得当年齐鲁大学那座天文馆了吧。

[原载《山东画报》2012 年第 3 期(上半月刊),作者李耀曦,有改动]

景蓝斋与美德楼旧影往事：齐鲁大学女生的校园生活

　　景蓝斋与美德楼是齐鲁大学的两座女生宿舍，为纪念两位前女生部主任蓝纳德与麦美德而得名。这两座建筑物见证了昔日齐鲁大学女生优雅的居住环境与丰富多彩的校园生活。当年两座绣楼门楣上方都悬挂一块木牌，上书"男宾止步"四个大字。木牌在1949年被一位新入学的男生找来锤子爬上梯子砸掉了，此举也宣告了一个时代的结束。

一张被误读的老照片

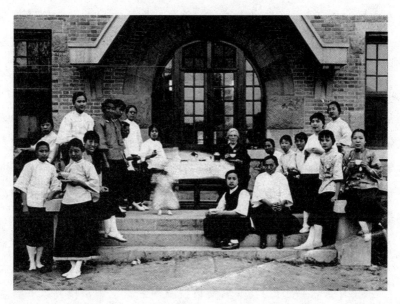

1927年5月，齐鲁大学景蓝斋（曾被误认为是燕京大学的麦凤阁）门前的茶话会

近年来网上披露了不少当年燕京大学的老照片,上面的照片即为其中之一,这张旧影原先的注解为:"1927 年 5 月,燕京大学麦凤阁门前,燕大女子学院院长麦美德主持的茶话会。"但这段注释文字却是对此照片的一种误读,因为当年的燕京大学校园后来变成了北京大学校园,如今北大"燕园"内的南北阁——甘德阁与麦凤阁旧物仍在,显然其楼门造型与门前都皆非照片中的样子。

那么,这究竟是在哪里呢?原来此非别处,正是当年的齐鲁大学。当年齐鲁大学有两栋女生宿舍楼,即景蓝斋和美德楼,为纪念两位前女生部主任蓝纳德与麦美德而得名。昔日的齐鲁大学校园已成为今日的山东大学趵突泉校区,当年的两栋女生宿舍楼中,美德楼前不久刚刚拆除,如今已经无处寻觅了;不过景蓝斋虽已铅华褪尽,但因挪作他用而至今犹存,其楼门形制几乎无改变,一眼望去便知。

也因这座景蓝斋的至今尚存,可与昔日旧影两相对照,见证了齐鲁大学一段鲜为人知的"男女同学"史。1919 年,北洋政府教育部颁布了允许中小学男女同校的规定令。但在大学中,究竟谁是最早实行男女合校者却众说纷纭,莫衷一是。有人说最早实现男女合校者应为北京大学,因为北大校长蔡元培 1912 年就有"男女同学"的倡议,到了 1920 年,北大校刊中已有三位女生的玉照。其实,那三位不过是旁听生而已,直到 1930 年国立北京大学毕业同学录中,还是清一色的须眉俊彦。也有人说应为私立燕京大学,因为燕京大学 1920 年便实行了男女合校,不过燕京大学是由通州协和大学、北京汇文大学和华北协和女子大学三家合并而成的,燕大校园的建成是在 1926 年之后,1920 年那会儿还是分别在三处上课,虽宣布了男女合校,但男女却并不同学。如此说来,山东济南齐鲁大学当为最早实现男女合校者之一。

齐鲁大学是 1923 年 9 月通过男女合校的决议案的。女生宿舍景蓝斋的建成大约即为这一年春初,原因是华北协和女子医学院三个班的 30 名女学生(一、二、三年级各一个班)与 5 名女教授要由北京前来济南并入齐鲁大学医科。请看下面这张老照片,即为 1923 年秋天华北协和女子医学院 35 名师生来到济南齐鲁大学后在景蓝斋门前的合影。

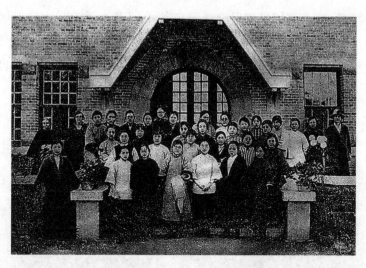

1923年,华北协和女子医学院的三个班并入齐鲁大学,师生在景蓝斋门前合影留念

今知,其中,五名女教授皆为医学博士,分别为蓝纳德博士、斯考特博士、维德尔博士、希斯博士和毛根博士,其中年龄最大者当为蓝纳德博士,她来后便担任了齐鲁大学的第一任女生部主任。当时她们并入齐鲁大学时还带来了一笔据说有35万美元之多的巨款。有了这些钱,故而将景蓝斋盖得美轮美奂。

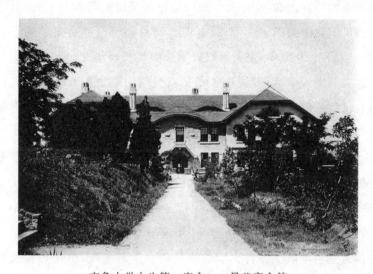

齐鲁大学女生第一宿舍——景蓝斋全貌

　　1931年,在南京国民政府教育部立案后,齐鲁大学有了大的发展,女生迅速增多,于是又于1933年盖起了女生第二宿舍美德楼。但建美德楼时就没有这么厚实的资金了,据说还是刘兰华从女生部历年的经费中节省出的,故其大不如景蓝斋。

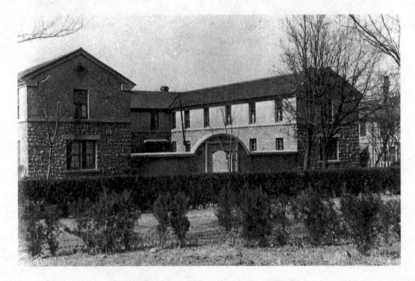

齐鲁大学女生第二宿舍——美德楼

　　如同燕大的麦风阁,齐鲁大学的美德楼即是以麦美德命名的,刘兰华则是麦氏在贝满女中的弟子。那么,麦美德又是如何由燕京大学到了齐鲁大学的呢?原来在1923年,麦美德以贝满女中校长与华北协和女子大学校长的身份进入燕京大学后,即被校长司徒雷登聘为燕大妇女学院院长。但麦氏感觉自己年龄偏大,不久便让位于比她更年轻者。北美长老会本有将燕京大学与齐鲁大学合并的计划,齐鲁大学闻讯后即发出邀请,聘麦美德为齐鲁大学文理学院教育系教授,此时为1925年。麦美德到校任教育学教授不久,便又被齐鲁大学聘为女生部主任,以接替身体欠佳的蓝纳德。1929年,时年58岁的麦美德主动退位,把女生部主任的位子让给了她贝满中学的女弟子、留美博士刘兰华。刘兰华为哥伦比亚大学毕业的教育学博士。

　　中国人刘兰华成了齐鲁大学的第三位女生部主任,也是齐鲁大学历史上任职时间最长的一位女生部主任。她从抗战前当起,经历了抗日战争与解放战争,齐鲁大学的两次南迁,直到 1952 年齐鲁大学被撤销才卸职。刘兰华女士是位传奇人物,她与孔祥熙与冯玉祥家族都颇有些关系,其夫君是比她小九岁的哥伦比亚大学同学、冯玉祥的智囊,有"红色牧师"之称的余心清。

齐鲁大学女生之校园生活

要谈齐鲁大学女生的校园生活,需先说说齐鲁大学的校园。

当年齐鲁大学的校园以南圩子墙为界,分为新、老两个校区。医学院、附属医院、护士学校和广智院均在圩子墙内的老校区;文理学院与医学预科则在圩子墙外新校区。医科学制为七年,与文理科不同,毕业时授博士学位;要成为正式的医科生,还需先读两年预科,故而当年齐鲁大学学生中有"爬圩子墙"之说。之所以称"爬",乃言其难度很大,很多人考试过不了关,只好转文理科继续留在圩子墙外。当然,不仅男生要"爬",女生也得"爬",因为当时男女生宿舍都在圩子墙外的新校园内。

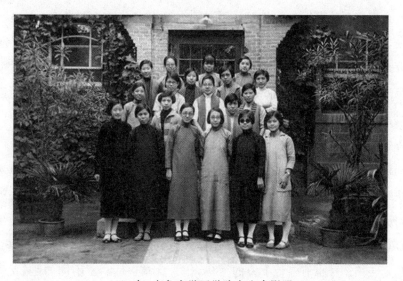

1934 年,齐鲁大学医学院女生合影照

齐鲁大学圩子墙外的新校园中有座中心花园,从空中看校园中的主要建筑物为六座洋楼,东西南北的排列呈十字架形,花园居于十字架中心,故名"中心花园"。中心花园以北为文理学院办公楼,以南为康穆堂。男女生宿舍以文理学院办公楼为缓冲区分居其左右,男生宿舍四百号院位于校园东部,居物理楼、考文楼与东村之间,东村当时为中国教职员宿舍。女生宿舍景蓝斋与美德楼位于校园西部,居长柏路教授小洋楼以北,花丛浓荫深处。两栋女舍西南方还有个西村。

宿舍生活占了校园生活的一半,在此不妨先看看男女生宿舍有何异同。

男生宿舍四百号院坐东朝西,分为四座院楼,共有八座上下两层结构的石头公寓。石墙很厚,冬暖夏凉,每位学生单独住一个房间,每间 12 平方米。每间房内设有单人钢丝床、写字台、椅子、盆架、衣柜、壁橱等。每层楼 20 个房间,两端设有卫生间。毕业班学生另加一个 20 平方米的房间,为写论文用。公寓内另有两栋带地下室的楼房为餐厅。因此,整个四百号院如果满员可以容纳 320 名学生。之所以称"四百号院",乃因原计划要盖 10 座,正好可以容纳 400 名学生。其实这样也足够了,因为齐鲁大学在最鼎盛时期在校男生也从未超过 300 人。

女生宿舍就更上一层楼了。景蓝斋与美德楼一座雍容大度,一座小巧精致,两座楼东西相错,南北相邻。景蓝斋是两人一个房间,每个房间为 20 平方米,可容 60 名女生入住;美德楼小于景蓝斋,可容 40 名女生入住,但却是每间房只住一人。两楼房内均为红漆地板铺地,除男生宿舍具有的设施一概都有之外,还内带卫生间,可洗热水澡。可以说,除了没安电话之外,一切皆备了。

景蓝斋与美德楼均为坐西朝东,中为天井呈四合院状,南北两排二层楼房住人,均有朝南开的玻璃窗,具有良好的采光效果。加之女生们手脚勤快,善于料理家务,所以每个房间都整理得窗明几净,桌椅和书架上纤尘不染,墙上和桌上还经常依个人喜好挂摆些小装饰品。与男生宿舍大体相仿,景蓝斋与美德楼也有带地下室的楼房,作为食堂餐厅。所不同的是,女生们可以自己动手淘米做菜,然后在干净明亮的餐厅里集体进餐,自有一番独特的风味。女生们大都修过家政学,受过烹调专业训练,不难做到色香味俱全。女生们大都要自己筹划和安排每天的膳食,因此也锻炼了每位女生操持家务的实际能力。女生宿舍还有专设的读报交谊活动室,自成一方"女儿国"小天地。

无论男院女舍,每处都有工友一人,负责倒开水、送信、传达等杂务,也兼做点小生意。但景蓝斋与美德楼门禁森严,乃男士禁地,楼门上方悬挂一块木牌,上书四个大字"男宾止步"。除特别开放日之外,男宾不得入内,故有"紫禁宫"之戏称。因此,每逢秋季开学,风闻考进来几位北京贝满中学的漂亮女生,圩子墙内外的一些人便会主动跑到"紫禁宫"院墙外"站岗放哨",希冀一睹芳容。平素里晚饭后,周围树荫下也会有吹琴唱歌对着月亮喊叫者。

如果某男生确实有要事必须得跟某位女同学当面交谈,又有什么办法呢?难道就一点通融的余地也没有吗?余地还是有的,那就是得通过门房将便条递进去,再把那位女同学约到某个特定的院墙窗口去谈。这种隔墙相会的情景颇有些《西厢记》中红娘替张生与崔莺莺穿针引线的味道。此番图景在燕京大学所存老照片中还可看到,至于当年齐鲁大学上演《西厢记》的院墙窗口究竟在何处,如今已是无可寻觅了。

所谓"特别开放日",即为圣诞节那几天。此其时也,齐鲁大学校园内张灯结彩,大礼拜堂康穆堂的圣诞歌声与基督教徒们的相互祝贺声此起彼伏,不绝于耳,整座校园充满了节日的欢乐气氛。一些男生也可以借这个机会,找借口步入景蓝斋与美德楼;有些大方好客的女生也会趁此机会邀请同班男生来宿舍参观和聚餐,平日里幽然无声的宿舍顿时变得热闹非凡。

20世纪30年代,时任山东省政府主席韩复榘的儿子和侄女都在齐鲁大学读书。韩复榘的侄女名叫韩豁,读国文系,住美德楼。与韩复榘不同,韩豁是位激进的女青年,后来参加了抗日游击队。由于女舍门禁森严,因此当时韩豁便把一大宗抗日传单藏在自己所住的房间里,可见"紫禁宫"并非只是上演《西厢记》。

当然了,女生宿舍被设为男士禁地,除特别开放日之外,严禁男生胡闯乱串,不过是出于男女有别、尊重女性的考虑,但并不意味着限制男女同学之间的正常交往。实行男女合校的教会大学非但不限制男女同学之间的正常交往，而且还按西方风气，奉行"女士优先"的原则。比如进礼拜堂或进课堂时，是男生避让请女生先进；在教室中，是女生坐前，男生在后。齐鲁大学的师生除在教室上课之外，还有内容极为丰富的课外社团活动，例如合唱团、戏剧社、文学社等，不仅能使师生之间亲密接触，确乎言传身教，也为男女同学之间的健康交往提供了许多良机。

男女同学之间也有很多机会在一起打打球，参加其他体育锻炼和娱乐活动等。此外，学校和各个系还经常组织男女同学一起参加社会调查、实习或社会公益活动，其中最受齐鲁大学男女学生欢迎的社交活动大概莫过于假日或周末的外出郊游，即约上一大帮男女同学去大明湖划船，或是去较远一点的山区去野炊和爬山。这些郊游活动多非校方组织，而是由学生自治会自行筹办。齐鲁大学学生自治组织中，至 1935 年，女生中已经建立起了全校统一的女生自治委员会，包括文理学院、神学院和医学院。齐鲁大学女生自治委员会的指导教师是齐鲁大学女生部主任刘兰华。女生自治委员会组织的所有课外活动，一般情况下刘兰华都会亲临指导。

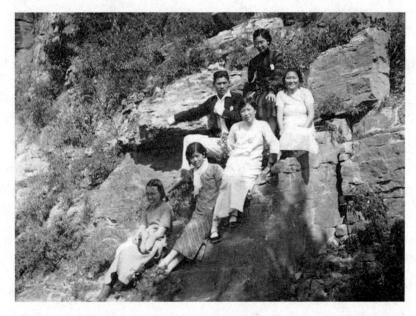

1936 年秋，齐鲁大学男女生郊游登山合影

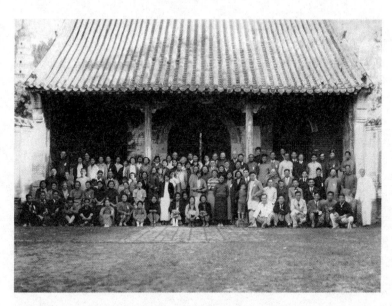

1937 年春,齐鲁大学男女师生游灵岩寺合影

　　女生部主任刘兰华也是一位民国奇女子,她出身基督教家庭,是冯玉祥夫人李德全在贝满女中时期的同学。在山西时,她曾经是孔祥熙弟弟孔祥祯的未婚妻。不幸的是,孔祥祯遭遇土匪而不幸遇难,刘兰华便发誓独身。1924 年,到美国哥伦比亚大学留学的余心清碰到了比他大 9 岁的刘兰华,并对刘兰华一见钟情。回国后,两人在太原结为夫妇。1934 年,45 岁的刘兰华生下了他们爱情的结晶余华心,这也是他们唯一的女儿。

　　1947 年,余心清被北平国民党侦缉队逮捕,在美国治病的刘兰华匆匆赶回国内,设法找到了美国驻华大使司徒雷登,托他劝阻了蒋介石欲杀害余心清的念头。

　　1966 年 9 月 4 日,时任全国人大常委会副秘书长的余心清去世,终年 68 岁。两年后,79 岁的刘兰华也在济南悄然离世。

　　(原载 2014 年 9 月 11 日《齐鲁晚报》"青未了"副刊,作者李耀曦,有改动)

名人传奇

孔祥熙与齐鲁大学之师生奇缘

历史上,孔祥熙曾兼任燕京大学与齐鲁大学的校董事长。不过,燕大校长司徒雷登曾多次向孔祥熙募捐,孔氏却一毛不拔,唯独对齐鲁大学他却破天荒地慨捐过两万元。孔祥熙出生于山西太谷,并非山东齐鲁大学的校友,为何会有如此的举动呢?原来,齐鲁大学女生部主任麦美德女士为孔祥熙早年的恩师,不仅资助并护送其赴美国留学,还写过一本《华夏两英雄》的书并在美出版,书中对孔祥熙大加颂扬。弟子孔祥熙也因此名声大振,并募捐了一大笔美元,回国后即办起了太谷铭贤学堂,成为其一生基业的起点。

齐鲁大学"立案风波"与幕后秘闻

北伐战争胜利后的 1929 年夏秋之际,山东发生了两起轰动全国教育界的大事,即曲阜省立第二师范"子见南子案"与稍后的济南齐鲁大学"立案风波"。这两桩大事背后都有错综复杂的时代文化背景,既有五四新文化运动的余波未息,也有南京国民政府高官与地方实力派之间相互争斗的影子。而这两桩事件的最后结局,则均与孔祥熙的幕后干预或直接出手有关。

曲阜省立二师"子见南子案"中,孔祥熙与何思源可谓打了个平手。尽管校长宋还吾以"另有任用"为由被撤差调走,但两年后又

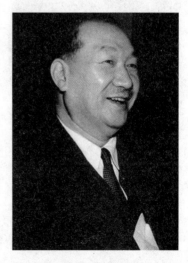

笑容可掬,有"哈哈孔"
之称的孔祥熙

被何思源任命为济南省立高中校长。孔祥熙虽取得了名义上的胜利，但何思源则丝毫未损。不过，齐鲁大学"立案风波"幕后的斗法就不同了，尽管何思源曾一度占据上风，但最终还是败下阵来。

所谓"立案风波"，即齐鲁大学因申请立案受阻而引发的罢课罢工风潮。1929年暑假后，齐鲁大学开学。10月27日这天是星期天，齐鲁大学校园内突起风潮，大约60名男女学生扛着大校旗，敲着军乐鼓，在圩子外校园内游行示威，墙上树上贴满了标语，要求文学院院长、外国人罗天乐下台。星期一，学生全体罢课，要求齐鲁大学代理校长李天禄主动辞职，如不答应便要放火烧化学楼与图书馆，后来还真放了火，只是没烧成而已。李天禄被迫贴出声明辞职，由理学院院长林济青临时代之。11月15日，大部分学生回班上课，11月18日又发生了更大的风潮，学生组织"收回教育权大同盟"。自20日起罢课，文理学院停课关门长达半年之久。

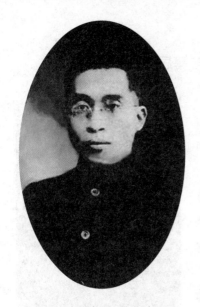

时任山东省教育厅厅长的何思源

一波未平，一波又起，1930年1月寒假期间，齐鲁大学200余名工友宣布罢工，校园内停水停电，漆黑一片，食堂断炊，餐厅断食，附属医院患者无人看护，整个学校陷入瘫痪状态。校方被迫与工友代表谈判。据当年上海《新闻报》济南通讯云，齐鲁大学校务委员长衣振青是被工友用围巾绑缚到省总工会去的。而校方与学生的谈判则由山东省国民党党部与教育厅派员参与，居中调停。显然，学潮、工潮的背后都有组织指挥者，其幕后的主使者并非别人，正是时任山东省教育厅长何思源。

齐鲁大学校方很快就明白了这一点，因为齐鲁大学向南京国民政府教育部申请注册立案是需经山东省教育厅批转的，其虽三番五次地申请，批复却总是遥遥无期。

那么，何思源为何要阻挠齐鲁大学立案呢？其中的详情今已难以尽知，但有两点可供参考：一是何思源曾是五四反帝运动中的弄潮儿，犹如其北大同学兼山东老乡傅斯年，对外国人办的教会大学一向"不感冒"（不感兴趣）；二是当时齐鲁大学为山东境内唯一的大学，张宗昌时代的旧山大已经停办，国立青岛大学尚在筹备之中，由教育厅接管外国人办的齐鲁大学，岂不妙哉？

对此，齐鲁大学校方却焦灼万分，因为齐鲁大学不能立案，其毕业生学历就得不到承认，山东各地数十所教会中小学的合法性也大成问题。

此时，校方内部也出了问题。校长之职虽由理学院院长林济青临时代理，林济青也确实出了大力，但校董事会却无意将他聘为齐鲁大学正式校长。因为林济青本姓衣，又名"林则衣"，与校董校务委员长衣振青乃为同胞兄弟。董事会担心兄弟二人联手，在齐鲁大学的势力过大。有人揭发说，学潮中迫使代理校长李天禄辞职的前一晚，曾发现几名学生在衣振青家开会密谋。退一步说，尽管林济青神通广大，前不久刚从燕京-哈佛学社申请到一大笔美元，办了一个齐鲁大学国学研究所，但却与何思源的"六中、北大、哥伦比亚"素无瓜葛，难以令那位厅长大人改变初衷。

然而，就在齐鲁大学被弄得焦头烂额、内外交困、四面楚歌，眼看就要关门大吉之时，1930年夏天，形势却陡然峰回路转。南京国民政府工商部长孔祥熙亲自出马挽救齐鲁大学，应校方之请出任名义校长与校董事长。第二年，孔祥熙又拉来时任教育部次长的老友朱经农出任齐鲁大学校长。在两位南京大员的夹击下，何思源只好罢战息兵，一场轩然大波终以1931年年底齐鲁大学顺利立案而告终结。南京国民政府教育部于同年12月17日下达了二一一九号立案批文。文曰："查私立齐鲁大学呈请立案，前经本部派员视察，兹据报告，该校办理情形大致尚无不合，应即准予立案。"

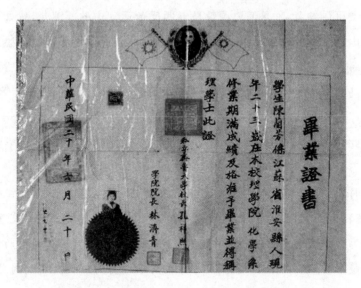

1931 年夏天齐鲁大学的毕业证书，上面的校长署名与大印均为
当时的国民政府实业部长孔祥熙

孔祥熙干预曲阜二师"子见南子案"要求蒋介石严办尚无情有可原，乃因其向来以圣人后裔自居，曾到曲阜孔门认祖归宗。但孔祥熙并非济南齐鲁大学校友，此前也未闻有什么瓜葛，为何会自告奋勇大出援手呢？原来时任齐鲁大学女生部主任的麦美德为其早年恩师，正是麦美德在校方一筹莫展之际挺身而出，给这位昔日弟子写了一封亲笔密信，交给校董衣振青和张伯怀，由这二人带着信赶赴南京面呈孔祥熙，恳请他速来济南，以解齐鲁大学之危。孔祥熙见信后当即诺之。

麦美德《华夏两英雄》中的故事

孔祥熙就读通州潞河书院时，麦美德为其任课教师，是资助并护送孔祥熙赴美国留学的监护人。麦美德还写过一本书在美国出版，书中对弟子孔祥熙大加赞扬。

事情还要从孔祥熙十岁那年（1890 年）说起。那年秋天，孔祥熙患了俗称"蛤蟆瘟"的腮腺炎，百般医治都不见好，反而溃烂成疮。其父老塾师孔繁慈见独子病况不妙，很是发急。满脸脓疮的孔祥熙也羞于见人，闭门不出。

就在这危难之际，在太谷县城福音堂传教的牧师魏录义陪同教会仁术医院的医师高雅格，主动登门送医。无奈之下，孔氏父子接受了两位外国人的雪中送炭。不想，经过高雅格几天的精心治疗，病情转危为安，又过了半个月，竟然痊愈了。第二年春天，牧师魏录义前来劝学，孔繁慈不顾孔氏族人的反对，同意将爱子孔祥熙送入外国人办的华美公学修习。

五年后，孔祥熙于华美公学毕业，成绩优异，教会要保送他去通州潞河书院继续深造。潞河书院亦为美国基督教公理会所办，牧师魏录义自告奋勇，愿护送孔祥熙赴直隶通州，因其夫人与在那里教书的麦美德女士是大学同学。孔祥熙要远赴外地洋学堂的消息传出，更是遭到了孔氏族人的激烈反对，声言要痛打魏录义，但在孔氏父子的坚持下，孔祥熙终于成行。

由于魏录义的介绍，麦美德见孔祥熙的第一眼，就喜欢上了这位高鼻大耳的东方少年。麦美德 1861 年出生于美国俄亥俄州。毕业于当地著名的基督教大学欧柏林大学，其父母和两个姑姑也都毕业于此。27 岁那年，麦美德被美国基督教公理会派到中国传教，先在保定学了一年中文，随后便到通州潞河书院任教。她在这里教授《圣经》和数学、地理、生理、历史等课程。麦美德端庄秀丽，性格温柔，感情丰富，在孔祥熙到来之前，她已在潞河教了六年书。

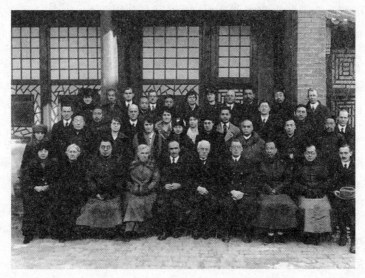

1921 年春燕京大学教师合影，其中前排左四为麦美德，前排左五为司徒雷登

聪明好学的孔祥熙成了麦美德最心爱的弟子。星期天,她经常带领孔祥熙到附近的村庄演讲布道。当时,潞河书院三名学习最好的学生皆出自麦美德门下,分别为孔祥熙、费起鹤、韩玉梅。费起鹤比孔祥熙高一级,韩玉梅与孔祥熙为同班同学。孔祥熙的第一任妻子即为潞河同窗韩玉梅,婚后五年死于肺病。

费起鹤与孔祥熙两人曾是同学们眼中的护教英雄,这又是怎么回事呢?

原来,庚子之变大乱前夕,潞河书院宣布停课,即将毕业的孔祥熙返回山西太谷老家。此时的山西巡抚为毓贤,即刘鹗《老残游记》里所写的酷吏"玉贤"。在酷吏毓贤的主使与怂恿之下,山西省全省191名传教士和修女悉数被杀,还有1万多教民及其家属殉难,酿成了极为酷烈的"山西教案"。当时躲在福音院里的教士教民魏录义等14人全部被杀。孔祥熙兄妹曾一度躲入福音院避难,后在粪夫程老四的掩护下从后门溜走,并将魏录义等人的遗书偷偷带出,随即坐粪夫的牛车逃到祁县张堡躲藏起来。

烧杀风声稍停息后,孔祥熙找到对教会向无恶意的太谷县令胡德修,料理了被害教士教民的后事,并与同学张振富赴京,向华北公理会汇报了太谷教案的案情。八国联军攻入北京后,清政府与外国议和,孔祥熙又作为山西教案的善后谈判代表叶文贞与文阿德的助手赴晋谈判。据说,攻入山西的八国联军之所以没有继续进攻,还有孔祥熙的一功。

再说费起鹤。费起鹤当时也在山西,他比孔祥熙早毕业一年,先是被派往孔祥熙老家太谷的华美公学任教,后被汾州牧师文阿德委以另任。1900年,汾州地方官假意派兵保护全体外国传教士去天津避难,其实是要把他们骗出城后全部杀死。当时文阿德回美国休假不在,费起鹤放心不下,要求跟随男女老幼10位外国朋友同行。出城不远,这些人就遭到围杀。此时,忽然大风迷眼,飞沙走石。一阵混乱中,费起鹤竟然侥幸走脱,而外国人则无一生还。费起鹤遂马不停蹄地步行一百多里路,跑回直隶通州老家躲了起来。后来,费起鹤到了北京,向华北公理会作了汇报。

由于费起鹤、孔祥熙二人护教有功,华北公理会决定保送二人到美国留学。几天后,潞河校务委员会通过了这项决议,麦美德闻之甚为高兴。关于在山西护教一事,她详细询问了两位弟子,并亲赴山西走访调查。回京后,麦美德闭门伏案写作。她写了两本书,一本名为《中国殉教者传》,另一本名为《华夏两英雄》。1903年,两书出版,其中"华夏两英雄"即为费起鹤与孔祥熙。麦美德文笔甚佳,她在"两英雄"中主要写了孔祥熙,其第二章的标题即取名为"孔祥熙的故事"。

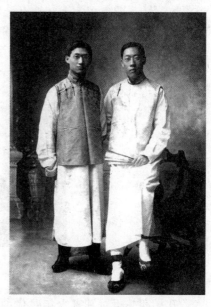

麦美德《华夏两英雄》中的照片,为费起鹤(右)与孔祥熙(左)1901年留美出国前的合影

1901年秋,作为两位得意弟子的监护人,麦美德护送费起鹤与孔祥熙赴美国留学。当时北洋大臣李鸿章还赠送了孔祥熙一份不菲的程仪,但由于护照签署有问题,二人迟至1903年1月才进入欧柏林大学就读,此时麦美德所著的《华夏两英雄》一书已在美出版,因此孔祥熙也成了知名人物。正是沾了恩师的这个光,孔祥熙才得以在归国前募得一笔可观的美元。回到山西老家后,他以此办起了太谷铭贤学堂,成为其一生基业的起点。

抗战中捐建华西坝美德斋

当年送走弟子费起鹤与孔祥熙赴美之后,不久潞河书院重返通州,但麦美德并没有随行,而是留在北京,被贝满女中聘为第三任校长。在此期间,她创办了华北协和女子学院,此为中国第一所女子大学。后来潞河书院扩建为通州协和大学,与北京汇文大学和华北协和女子学院三家合并为燕京大学。麦美德被校长司徒雷登聘为燕大女生部主任(英文称之为"妇女学院院长")。三年后,麦美德卸任,被选举出任中华基督教全国协进会副会长。齐鲁大学闻之后,将其聘为齐鲁大学教育学教授,不久麦美德又接替身体欠佳的蓝纳德而成为齐鲁大学第二任女生部主任。

　　1929 年后,麦美德将女生部主任一职让位于她任贝满女中校长时的学生、留美博士刘兰华。1935 年,74 岁的麦美德病逝于济南。

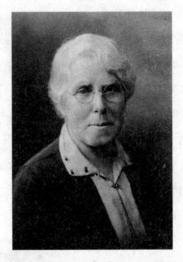

齐鲁大学女生部主任麦美德晚年照

　　孔祥熙一生对其青少年时代的恩师始终心怀感激,也确实做到了一诺千金,恪守无误。1934 年,他将魏录义夫人从美国接到故乡太谷,依依膝下侍奉如母,其援救齐鲁大学于危难之际并始终多有呵护,盖缘于此。抗战中,齐鲁大学内迁四川成都华西坝时,女生宿舍美德斋即是孔祥熙为纪念恩师麦美德而捐款 2 万法币修建。这对"孔财神"来说可谓是破了天荒,因为1936 年其捐修《孔子世家族谱》得以忝列圣人后裔才捐款 100 元。1944 年,孔祥熙又在华西坝主持了齐鲁大学的八十周年校庆。直到 1947 年去美国做"寓公"之前,齐鲁大学的校董事长始终为孔祥熙。

　　(原载 2012 年 6 月 7 日《齐鲁晚报》"青未了"副刊,作者李耀曦,有改动)

庚款留美博士山东第一人王长平

提起中国最早的庚子赔款留美学者，人们首先会想到大名鼎鼎的胡适之博士。其实，当年胡氏不过在第二批人中名列第55名而已。殊不知，在宣统元年(1909年)首批留美生之中，还有一位山东人王长平却是货真价实的中国第一位留美博士。

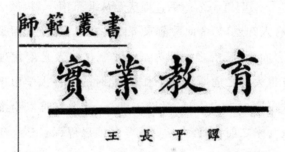

王长平译述《实业教育》一书的扉页，1926年上海商务印书馆发行出版

王长平(1889～1962),字鸿猷,山东济南人,祖籍泰安县肥城乡安驾庄,出身于三代基督教会家庭。1909年从北京汇文学堂毕业,同年考取清末首批庚款留美生,入美国密歇根大学教育系修习教育心理学,1914年获哲学博士学位,为中国留美博士第一人。1915年归国,历任湖南商专、湖南第一师范、雅礼大学、南京金陵大学、山东第一师范、河北大学、北京大学、齐鲁大学等学校的教授,1953年被聘为北京市文史研究馆馆员。

与老舍同时被聘入齐鲁大学

最早知道"王长平"这个名字,是因为其曾与老舍同在齐鲁大学的关系。

1930年夏天,刚刚归国不久的老舍即应邀从北京南下,执教于山东齐鲁大学。但却很少有人知道,老舍此番前来济南并非只身独往,而是共有6位学界名人同时应聘而至,其中之一即为王长平。这些人是应代理校长林济青之请,为挽救齐鲁大学之危局而来。原来,此时的齐鲁大学由于申请立案受阻等问题,导致校园内人心浮动,学潮工潮迭起,大有难以为继之势。在老舍、王长平等人到来之前,齐鲁大学文理学院实已停课长达半年之久。齐鲁大学代理校长李天禄未干几日即在学潮中被迫辞职,由理学院院长林济青再行代之。

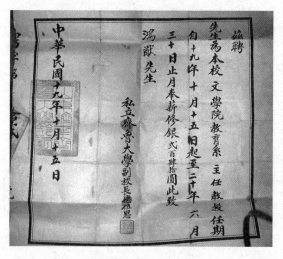

齐鲁大学颁给王长平的聘书

众人来后,均担任了齐鲁大学文理学院各学术要职。王长平出任文学院教育系主任,郝立权(名昺衡)任国文系主任,余天庥任社会经济系主任,陈祖炳任理学院物理系主任,谢惠任化学系主任,老舍(舒庆春)则被聘为文学院"新文学教授"并兼任《齐大月刊》编辑部主任。现已得知,这6人之中,除老舍为新文学作家外,其余均为知名学者或资深教授,其中4人为留学欧美的博士,如湖北江陵人陈祖炳(1890~1963)为德国柏林大学的原子物理学博士,受业于著名科学家爱因斯坦;又如广东人余天庥(1896~1987)为美国克拉克大学社会与国际学博士,为中国社会学开先河之人物,1949年移居美国,曾任美国总统卡特的顾问。

那么,林济青有何神通,能一口气请来这么多学界顶尖人物呢?原来,这位林代校长在1929年不知通过什么关系,说服了燕京大学校长司徒雷登,从燕京-哈佛学社申请到了一大笔美元。林济青先是用这笔巨款为齐鲁大学图书馆购置了10万册文史图书,成立了一个齐鲁大学国学研究所。其后,即逐一登门拜访,把王长平、老舍他们恭请了来。因这笔款子只能用于中国古文化研究,所以王长平、老舍等人均算作齐鲁大学国学研究所的研究员,薪水从研究所的经费中开支。

尽管如今我们已无从得知当年王长平课堂教学之情形,但从当时齐鲁大学教育学所开课程中仍可略窥一斑,如儿童心理学、青春期心理学、变态心理学、比较教育学以及杜威教育学说等。从20世纪30年代齐鲁大学的师资表中来看,王长平离开齐鲁大学的时间与老舍差不多,大约于1934年后去了北平燕京大学。

中国第一位留美博士

王长平是如何成为中国第一位留美博士的呢?原来,在清王朝灭亡前的三年间,即宣统元年至宣统三年(1909~1911),由清廷"游美学务处"利用美国政府退还的庚子赔款,共招考了180名学子派往美国留学,其中山东籍学子6名,王长平为第一批留美生中唯一的山东人。

其余5名齐鲁学子分别为:第二批中1名,栖霞人高崇德;第三批中

4 名,福山人史译宣、文登人孙学悟、蓬莱人孙继丁、福山人张福运。

　　1909 年的游美学务处设在北京史家胡同,是年夏天,学务处向社会公开招考留美生。据当年 9 月 1 日《申报》报道,前往史家胡同报名者有近千人。考场设在宣武门内学部考棚,考试分为初、复试两轮进行,先后五场,共考了十天,课目多达十四五门。但并非凡报名者均可参考,经面试合格者方可,即须"身体强健,性情纯正,相貌完全,身家清白"。1909 年 9 月 4～5 日初试两场,考国文与英文,9 月 10 日发初榜,从 630 名参考者中取 68 人,再经三场复试,最后取定 47 人,录取率不及参试者 1/13,可见考试水平之高,录取之严格。

　　1909 年 9 月 13 日(农历七月廿九),在史家胡同放榜公布录取者名单。据云,录取的 47 人之中,位居榜首者为程义法,初试放榜第一名裘昌运则降至第十八名,后来的清华大学校长梅贻琦为复试第七名。至于王长平的复试成绩,今已不得而知,因宣统元年第一批庚款生名单中未附录取成绩。今日所见录取名单有两种排序,一种名单中王长平排名第三,另一种名单中则排名第四十三。不过,到了第二年胡适那批人再考时,名单中就附有成绩了。

　　当年王长平、胡适他们被录取后,都曾在史家胡同学务处拍过师生合影照,所幸百年过后我们还能看到如此极具历史意味的合影照。只可惜胡适他们那一张模糊不清,已很难分辨出谁是谁了;而王长平他们这一张不但尚清晰可辨,而且由于此照中的浙江籍学子王琎(季梁)给每个人都标上了编号,按号索骥后人很容易辨识其中某人。请看下面的照片,前排正中端坐者为学务处总办周自齐(字子廙),其左右为两位从办范源濂(字静生)与唐国安(号介臣)。周自齐身后第二排标编号 7 者即为王长平,最后一排标编号 46 者则为梅贻琦。

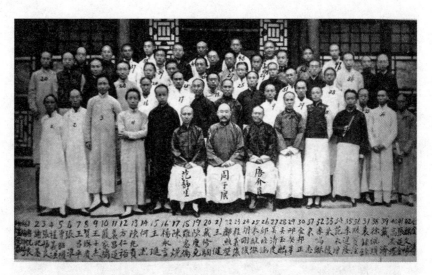

清宣统元年(1909 年),第一批庚子赔款留美生合影(总办周自齐身后站者为王长平)

清末宣统元年第一批留美生是直接被送出国去的。是年秋后,王长平等人身穿 250 大洋置办的洋装,在从办唐国安的率领下,从上海搭乘"中国号"邮轮启程赴美,总办周自齐则留下来筹办清华学堂留美预备学校。他们于 1909 年 11 月 12 日(农历十月初一)抵达美国三藩市(今旧金山),但当时美国各大学都已开学,这批游美学子只得暂入高中补习学校。

不过,其中王长平等 9 人并未入补习学校,而是当年即直接进入惟士米安高等学校。第二年,王长平转入密歇根大学,修教育心理学,1914 年获得哲学博士学位。同年稍后获得博士学位者还有王健(晋生)。其后还有两位考取了博士:一是河北密云籍人士魏文彬,1915 年获哥伦比亚大学财政学博士学位;二是河南开封籍人士秉志(满族),1918 年获康奈尔大学农林学博士学位。故而,王长平即成为清末中国留美博士第一人。

湖南师范的棒球运动

王长平于 1915 年从美国归来,回国后曾先后在河北天津、湖南长沙、江苏南京等地的高校与师范任教。

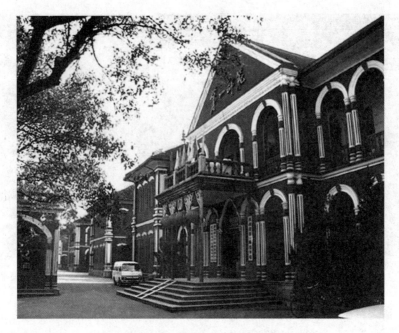

湖南长沙省立第一师范旧址

　　当年湖南第一师范所开课程有国文、英文、数学、物理、化学,中外历史、地理,博物、伦理修身、哲学、教育心理学等。其中伦理修身、教育心理学等为高年级课程,各修习一年,每周两学时。伦理修身从第二学年开始讲授,教育心理学则在最后一年即第五学年开设。当时,讲授伦理修身与教育心理学者为同一人,即杨昌济(怀中)先生。此外,教育学教员还有徐特立。1917年年底,杨昌济辞职,应邀赴京去北大任教。当年湖南第一师范校园位于长沙城南门外城南书院旧址,此时王长平正在位于长沙城北麻园岭的雅礼大学任教,故而其来也方便。

　　除此之外,这位王老师还特别喜欢玩球。那么,当年和学生在一起会玩什么球呢? 从王长平国内外的求学经历来看,最有可能者当为美式棒球。当时湖南第一师范校园内有个很大的后操场,就坐落在妙高峰山脚下。每到下午课余锻炼时间,都会看到一位身材高大的青年教师,在夕阳的辉照之中与一帮同学少年热火朝天地玩美式棒球,此人即是中国留美博士第一人王长平。

王长平 20 世纪 50 年代初定居北京，受聘为北京文史馆馆员。1962 年，王长平在家中因病去世，享年 85 岁。

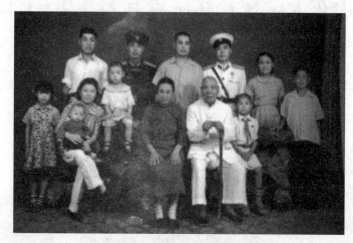

晚年王长平与夫人蔡淑英及其子孙的合影

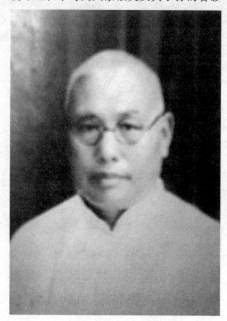

晚年王长平半身像

〔原载《山东画报》2012 年第 2 期(上半月刊)，作者李耀曦，有改动〕

国立山东大学校长林济青其人其事(上)

抗战前,山东大学曾有个校长名叫"林济青"。来山大之前,这位林校长还差一点就当上了齐鲁大学校长。林济青又名"林则衣",与齐鲁大学校董衣振青为亲兄弟(两兄弟何以同胞而不同姓,本文另有表述),其侄衣复恩曾为蒋介石专机"美龄"号的机长。济南的衣林氏家族颇有些传奇故事。

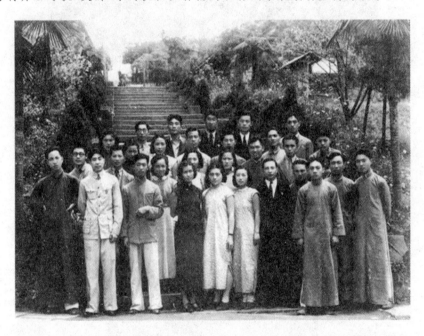

抗战期间,半数学生流亡到四川万县,并入中央大学,随后原山东大学即被宣布停办

临危受命的国立山大校长

20世纪30年代的山东大学初名"国立青岛大学",继名"国立山东大学",曾一度学者名流云集,海内声名赫赫。不过,国立归国立,名流归名流,却是自成立以来便一直学潮不断。1932年那次大闹学潮中,首任校长杨振

声被迫辞职下台,1936年年初学生再次大闹,由教务长升任校长的赵太侔也被左派学生炮轰驱逐下台。

林济青是在1936年夏天临危受命,由济南赴青岛上任的。此时,在学潮中辞职的前校长赵太侔尚未离校,而早其一年由齐鲁大学来山大的老舍也仍在校园之中。

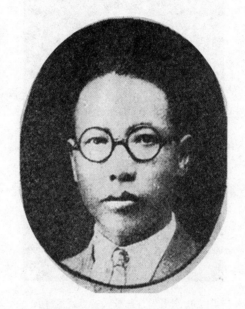

曾任国立山东大学校长的林济青

林氏到来之前,老舍曾试图在校方与学潮之间做些调停工作。因老舍不是校务会成员,身份相对超脱,故可居中调停。当年一位笔名"中生"的学生曾在回忆文章中写道:"我记得那一天晚上,两派学生都挤在科学馆的礼堂里,听舒先生的一篇伟论。""他走上讲台,一开口就说:'这一次的事情,弄到今天的地步,可说是学校办教育的失败(大家肃然),但我听说你们要开火,吓得我三天不敢出来(大家哗然)。今天,你们都来了,这是一种好现象。现在有些问题,我们仍要讨论一下。你们接受意见,没事儿;不能接受,学校关门大吉。'"

"中间派"老舍的调停未见成效,学校虽尚未"关门大吉",但校长赵太侔却不得不辞职下台。当年老百姓怕拿枪的大兵,称之为"丘八爷";校长们则怕闹事的学生,称之为"丘九爷"。赵氏之被迫辞职,就在于不仅遭到左派学生的炮轰,还得罪了时任山东省政府主席韩复榘,后者声言要减少山大的办学经费。在此形势下,赵校长不愿在"丘八"与"丘九"之间受夹板气,只好一走了之。

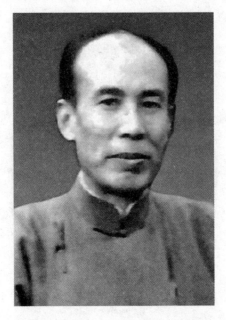

国立山东大学首任校长杨振声晚年照

原来,当时山大虽名为"国立",其实大部分办学经费皆为山东省支出,称"教育协款"。虽然青岛特别市和胶济铁路也都出一点协款,但大头还是由省政府出。至于协多协少,即由韩复榘说了算,故而当时国立山东大学的几任校长均为山东人,即由山东省提出适当人选后,南京国民政府教育部予以委任。林济青不仅是山东人,曾任私立青岛大学教务主任,而且还是省政府委员。在当时的八名省政府委员中,除教育厅长何思源之外,林为唯一的教育界人士,这也正是其临危受命的原因。

不过,林氏这位校长比两位前任还要不幸。林济青上台之后,学潮并未平息,而学者名流大都散失。待其费尽九牛二虎之力,筹措经费聘请名教(当年老舍入齐鲁大学便是林氏以齐鲁大学代理校长的身份聘去的,入齐鲁大学后两人关系甚密,林济青外出时,老舍还曾代为处理院务),补齐各院系师资阵容,准备大展宏图之时,"七七事变"猝然爆发,不久山东大学便奉命南迁,林氏便由努力办学而改为仓皇迁校。1938 年 2 月流亡到四川万县后,教育部宣布国立山东大学停办,林氏被就地免职,遂也成为山大历史上最短命的校长,这大概只能归结为林氏时运不济。

齐鲁大学衣林氏两兄弟

老舍是 1930 年夏天被林济青聘入齐鲁大学的。

当时,林济青以文理学院院长的身份代行齐鲁大学校长职务,与老舍同时聘入齐鲁大学的还有王长平、余天麻、陈祖炳、谢惠、郝立权等留美博士或知名学者。老舍他们到来之前,齐鲁大学文理学院由于闹学潮,已停课长达半年之久。

学潮因齐鲁大学申请立案受阻而起,史称"立案风波"。立案风波几乎导致齐鲁大学关门大吉,林济青在这场风波中出了大力,也立了大功。一是 1929 年春初,林济青不知通过什么关系,说服了燕京大学校长司徒雷登,从燕京-哈佛学社为齐鲁大学申请到一笔巨款,他用这一大笔美元购置了大量中国文史图书,并成立了一个齐鲁大学国学研究所。1929 年前,齐鲁大学图书馆藏书约 24000 册,中外文各半。林氏一年间购书即令馆藏顿时飙升为 6 万余册。据称,其中既有聊城海源阁流散藏书,亦有北平故宫博物院散失古籍,不乏珍本善本。此举不仅使齐鲁大学图书馆空前充实,也具有了馆藏典籍的权威性。二是 1929 年秋齐鲁大学国学研究所成立之后,林济青又马不停蹄地四处延请名师名教,并亲自北上赴京登门恭请,于是便有了老舍等 6 位京城学者名流的到来。

老舍等 6 位名人被聘入齐鲁大学后,均担任了文理学院系主任等学术要职,这不仅使齐鲁大学文理学院得以顺利复课,也使其整体师资水平提高了一大步。一时间,林代校长热情、才干、魄力尽显,于齐鲁大学可谓功莫大焉。然而,齐鲁大学校董事会却无意将林氏的那个"代"字去掉。原因何在呢?原来,齐鲁大学有名神学教授叫"衣振青",林济青与衣振青实为同胞兄弟,一个随父姓一个随母姓。衣振青既是齐鲁大学校董,又是当时的校务委员会长,在 1929 年立案风波中同样出了大力。衣林氏两兄弟交往甚密,校方担心两兄弟联手势力过大,有碍齐鲁大学政局的和谐稳定,故还是不去掉林氏头上的"代"字为好。当然,这亦可视为权力明争暗斗的一种托词,因为齐鲁大学校内觊觎校长位置者不乏其人。

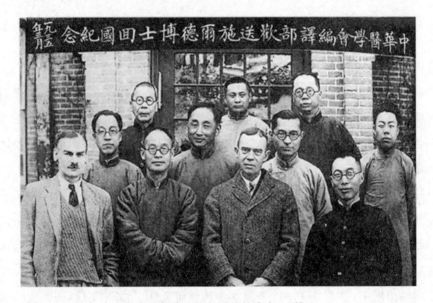

在齐鲁大学任代理校长时的林济青(二排左一)

于是,林代校长的"转正"之梦终于在等待中落空。1930 年,南京国民政府高官孔祥熙被聘为齐鲁大学校董事长兼名义校长;1931 年,时任教育部次长的朱经农被聘为齐鲁大学校长。齐鲁大学立案后不久,朱经农离去,校长一职三年内空缺,齐鲁大学校园内又起风波,但仍没有林济青什么事。1935 年冬,校董事会几经周折,终于聘得前校友、留美法学博士刘世传为齐鲁大学校长。至此,林氏彻底绝望,去意已决,这也正是他 1936 年甘愿赴汤蹈火出任山大校长的缘由。

那么,衣、林两兄弟何以同胞而不同姓?他们与齐鲁大学又有何历史渊源呢?

要说清衣、林两兄弟的身世,需先从其外祖父说起。他们的外祖父名林青山,山东栖霞人。据云,林氏外祖父三兄弟分别名为林松山、林万山、林青山,老三林青山为山东最早的基督徒之一。1861 年,美国北长老会来华传教牧师梅理士夫妇到达登州。1862 年,林青山接受梅氏洗礼,后成为登州教堂第一任长老。林长老的独女许配给莱阳人衣德风,事前有约,若生两子,则长子姓衣,次子便须姓林。后果生两子一女,故长子从父姓,名衣振青,字兴林;次子从母姓,名林济青,字则衣。

林氏原为栖霞大家族,家中聘有私塾先生,还有吃闲饭的清客。某年私塾先生歇伏回家途中意外死亡,其家人找上门来讨要赔偿。此事本与林家无直接关系,清客便怂恿其通过官司解决。结果,几年官司打下来,林氏倾家荡产。林青山在家境彻底破败后,离家出走来济南谋生,此时为 1876 年。林氏立住脚后,便招女婿衣德风一家也同来济南,于府城东关新东门外落脚。当时,新东门外还是沟渠纵横,人烟稀少。翁婿二人开垦了一块闲荒地,以种地植藕并放养奶牛为业,家境渐至小康。林青山个性强悍,其间曾因组织抗税遭官府缉捕,躲到南关共合医道学堂传教士、美国人戴维斯家里住过一年多。

戴维斯汉名"德位思",后为齐鲁大学校务长,专门负责齐鲁大学与国外托事部的联系,权高位重。衣振青之成为齐鲁大学校董,当与德位思的提携不无关系。

衣振青 1884 年生于莱阳,后来济南读完小学,1904 年毕业于登州文会馆,先在河南秦州县衙做了两年师爷,后任保定陆军武备学堂数学教习。1912 年,衣振青考入青州神学院,1915 年由院长赫士推荐赴美国留学,先后进耶鲁与普林斯顿大学修习。1917 年齐鲁大学成立,衣振青任齐鲁大学神学院教授。林济青比衣振青小两岁,亦出生于莱阳,1906 年从潍县广文学堂毕业,其后曾两度赴美留学,先后获哥伦比亚大学文学学士及里海大学工程学硕士学位。林氏归国后,曾任济南基督教青年会干事长、齐鲁大学文理学院地质学与经济学讲师/教授等职。与其兄衣振青不同,林济青还曾有一番革命经历,这大概是他成为"省政府委员"的原因。

林济青在辛亥革命中的传奇经历

　　林济青曾于1910年获美国哥伦比亚大学的文学学士学位,学成后归国。回国后,即由济南赴西安,任陕西高等学堂英文教习。次年,适逢辛亥革命爆发。自湖北武昌新军举事后,全国首先响应者便是陕西省。不过,陕西辛亥革命的主力军是当地帮会哥老会。哥老会在新军中开山堂,同盟会员皆以个人名义参加了哥老会。革命成功之后,西安城内除了"大统领"张凤翔之外,还有6位"都督"与之分庭抗礼。各地哥老会的头目也纷纷拥兵自重,坐地称雄。虽然在革命之前,革命党与哥老会曾共同议定了要"保教堂洋人"的条文章程,但这种约法三章在一哄而起闹革命的初期却很难说有多少约束力。

　　在这种情况下,排外事件屡有发生。在西安城内,邮政司德国人海恩被击伤,浸礼会医院被围困;在西安南郊,哥老会攻击并焚毁了北美长老会教会学校,两名传教士和6名外国儿童被害,史称"南关教案"。面对突如其来的排外反教浪潮,基督教传教士起初采取的策略都是消极躲避,或躲在信徒家中避难,或躲在教堂之中等待救援。而有些天主教传教士则组织教徒自保,却不幸造成了教堂和教徒的住宅被烧毁,教徒大半被杀的恶果。

　　当时任陕西高等学堂教习的林济青也曾带领学生去帮教会医院解围,但因势单力孤,全然无济于事。于是,林教习便想出了一个妙法:如果教会医院能救治士兵,这样就会给民众造成医院支持革命的印象,从而便可解围,岂不妙哉? 结果,在林氏的开导下,医院收治了他带来的受伤士兵,医院之围也自动解除,传教士因此安然无恙。传教士收治伤员的消息传出后,伤员源源不断地涌入,很快使医院人满为患。

　　于是,第二天哥老会便张贴了标榜"保民保商保外人"三大宗旨的安民告示,并在各教堂门上张贴保护文告,在军律中加入了"骚扰教堂、戕害外人者斩"的条例。当时哥老会的坐堂大爷、兵马总都督张云山还对各码头的哥老会发出命令:"洋人在中国传教看病者都是行善之人,所有教堂洋人,自应认真保护。"张云山从前线一回来,即前往浸礼会医院拜访,对于其两名医生随军救死扶伤的行为表示深为感佩，士兵们还给医院送了"万民伞"。陕西都督大统领张凤翙则亲自参加了遇难者的葬礼，并发表致谢悼词，还特捐四十亩土地，作为扩建医院之用。

一时间，西安城内盛传外国传教士的人道主义医德，林济青也成了辛亥革命的功臣，遂被延请至都督府主持外务工作，做了陕西督府外交司司长。1912年，林司长又作为有功之臣被革命当局派往美国留学。据张奚若在《陕西辛亥革命回忆录》里说，当时派往美国留学的共有四人，分别为严正、刘楚材、张奚若和林则衣（林济青），其中前三人皆为陕西籍，唯林则衣是山东人，可见当时的革命党有天下大同思想。中华人民共和国成立后，张奚若担任了新中国第二任教育部部长。

国立山东大学校长林济青其人其事(下)

前面说齐鲁大学校董会迟迟不让林代校长转正,其实是校董会误会了衣林氏两兄弟对母校的热忱。

林济青赴青岛上任之前,其兄衣振青已经离开齐鲁大学,由南关移居东关,做了东关基督教堂的长老,潜心宣教布道,传播上帝的福音去了。做布道牧师其实是十分辛劳清苦的,远不如当齐鲁大学教授来得富贵清闲,因此衣振青时常需其弟林济青的接济,方可饱暖。鉴于衣振青在学界教会的名望及与英美人士的良好关系,时任山东省主席韩复榘曾想委他一个海关总管当当,却被衣氏一口回绝。衣振青对家人说:"海关的确是个肥缺,但我绝不去捞豆子(指贪污)。"1943年,衣振青因肠热病死于济南,葬于千佛山教会茔地。

当时国立山东大学暂行停办其实也是林济青主动提出来的。提了多次之后,国民政府教育部方才下令。因为约半数师生流亡到四川万县之后,身为校产保管委员会主任,林济青十分清楚此时银行账户上的存款已用尽,其他一切经费来源也已经断绝,仅靠教育部一点杯水车薪的临时补贴,是难以支撑起一个大学来的。可见,国难当头之下,林氏并没有把个人进退看得多重。林济青被撤职后,调重庆中央政府经济部,其后便被打发到西康省矿业部门任职,亦可算是发挥其专业之长吧。

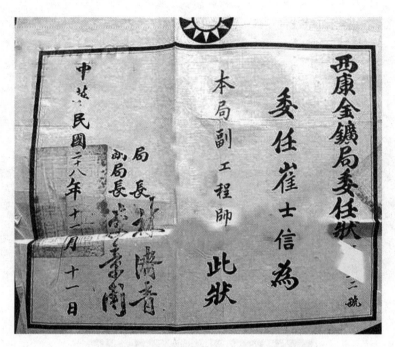

林济青担任西康金矿局局长时署名的委任状

"美龄"号专机机长衣复恩故地寻踪

1945年抗战胜利不久,当时国民党的大部队还远在大后方,济南府仍在日本人手中。然而,有一天却突见一架国民政府的飞机飞临济南上空,此机还特意在新东门外青龙街、青龙后街一带做低空盘旋。驾机者并非别人,正是林济青的侄子、衣振青次子衣复恩。

衣复恩1916年出生于济南南关广智院,在东关青龙后街度过了童年时代,那里有其父衣振青亲手盖的一座石筑二层小楼,衣宅当时为青龙后街17号。衣复恩从通州潞河中学毕业后考入北平燕京大学,1933年,未等从燕京大学毕业便投考了杭州中央航空学校。

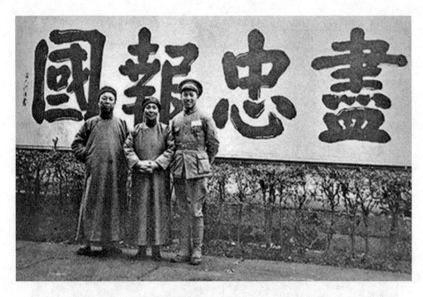

1933年，衣复恩考入杭州中央航校后，与父母衣振青、孙立青在岳王庙合影

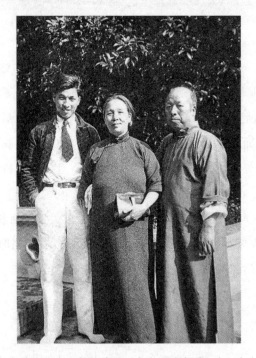

1936年，衣复恩从杭州中央航校毕业后与父母衣振青、孙立青在济南的合影

衣复恩成为了中华民国空军的一代传奇。1936 年"西安事变"时,他沿铁路低飞,突然一声巨响,到洛阳落地后才发现飞机尾翼上挂了一条电线。1937 年 8 月 14 日,他在上海攻击日本虹口宪兵队,子弹穿射了他的右腿裤管,竟毫发无伤。1939 年 11 月,广西昆仑关大捷,时为国民党空军第九大队副队长的衣复恩率 9 架苏制战机迎敌,击落击伤数倍于我的日机,以不败之骄人战绩受到了蒋介石的接见。此后,衣复恩做了十年蒋介石专机"美龄"号的机长,成为蒋氏的得力干将与亲信。

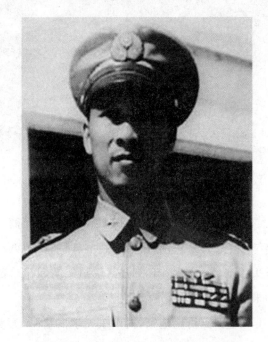

抗日英雄、国民党空军中将衣复恩戎装照

衣复恩秉承了父辈豪爽耿介的性格,也继承了他们的坏脾气。他本是杭州中央航校第五期中学术最优者,本以为会以第一名上台受奖,却因打同学被关禁闭一天,操行扣分,故只评为"中等",也使他父亲衣振青作为代表家长准备的答辞没了用武之地。1941 年 8 月,日机空袭成都,把衣复恩的"大达机"(即美制 DC-2 型飞机)打烂了,情急之下,他自己操纵着高射机关炮对空射击,颇有电影《巴顿将军》中巴顿的作风。1949 年,衣复恩驾驶"美龄"号从即将解放的成都载着容颜黯淡的"蒋总统"飞到了台湾。

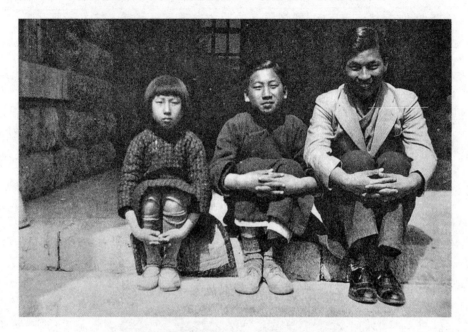

衣复恩与弟妹衣复仁、衣复薪合影于青龙后街老宅门前

　　1969 年,"台湾空军中将"衣复恩退休,1972 年开始经商,其后在商界大
获成功。1991 年,衣复恩曾来济南故地寻踪。当时衣氏有两个心愿:一是看
看青龙后街的石头楼老宅,二是去千佛山麓祭扫父亲和祖母的墓地,可惜最
终这两个心愿均未能如愿,盖因此两处早已不复存在。

　　1997 年,衣氏再度回到济南老家,向山东大学捐款 15 万美元,并在山大
设立了"立青奖学金"(其母名孙立青)。2005 年 4 月 6 日,中共中央统战部
接受了衣复恩有关在济南恢复祖宅的申请要求。3 天后,衣复恩在台湾去
世,享年 90 岁。

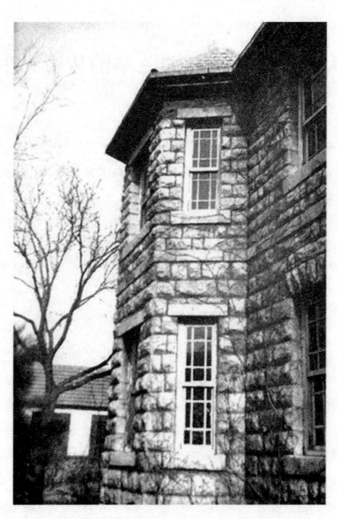

济南新东门外青龙后街 17 号衣氏老宅石头楼

（原载 2012 年 7 月 12 日《齐鲁晚报》"青未了"副刊，作者李耀曦，有改动）

齐鲁大学女生部主任刘兰华的传奇人生

齐鲁大学历史上有个女生部,第三任女生部主任为留美博士刘兰华。刘兰华是位身世非凡的民国奇女子,其夫君为冯玉祥智囊、有"红色牧师"之称的余心清。刘兰华早年还曾是孔祥熙堂弟的未婚妻。刘女士亲历了齐鲁大学的兴盛与消亡,1968年辞世于济南。如今,知道这位传奇女性的人大概已经不多了。

齐鲁大学男女合校与女生部

齐鲁大学历史上有四位女生部主任,皆为不同凡响的杰出知识女性,其中留美博士刘兰华是任职时间最长的一位。齐鲁大学之所以设有女生部,是因为实现了"男女同学"(同校)。

齐鲁大学招收的最早的女生可以追溯到1915年。当时齐鲁大学医学院的前身为济南共合医道学堂,医道学堂于1915年开办了一所四年制护士学校,当年共招收女高中生12名。鉴于当时的社会风气还十分封闭,因此不得不又于次年开始招收男生,培养男性护士。1929年,这所护士学校奉当时南京国民政府教育部之令成为医学院的护士专修科,并于抗战胜利后升为本科,此当为齐鲁大学"男女同学"之开端。在中国近代大学史上,最早实行"男女同学"者为哪所大学向来颇有争议,分别有国立北大说、私立燕大说和南京高师说。虽然这三种说法各执一词,但最早时限均设定为1920年。若以此而论,山东齐鲁大学当为当年公私立大学之中,最早实现男女同学者。

不过,当时齐鲁大学各本科院系中尚未闻有女生入学就读,校内既没有女生宿舍,更无所谓的"女生部"。齐鲁大学真正步入"男女同学"新时代始于1924年,原因是这一年春天,华北协和女子医学院的5位女教师带着3个班共 30 名女学生来到济南,并入齐鲁大学。为了迎接这批女师生的到来,齐鲁大学于 1923 年 9 月通过了"男女合校决议案"。那 5 位女教师皆为美籍医学博士,其中年龄最大者为蓝纳德,到校之后蓝纳德博士便担任了齐鲁大学的第一任女生部主任。30 名医科女生来后即插入医学院本科班上课。当时,齐鲁大学医学院各年级学生总计不过百十来人,课堂上骤然出现了这么多操北京口音的女生,很是令男生们惊喜不已。自此之后,齐鲁大学文、理、神、医各系科遂开始普招女生入学。

随着男女同学新时代的到来,齐鲁大学在圩子墙外的新校园内先后建起了两座女生宿舍楼,分别命名为"景蓝斋"和"美德楼",为纪念两位前女生部主任蓝纳德与麦美德而得名。美德楼是刘兰华 1929 年上任后主持修建的,她与麦美德有师生之谊。1904 年任北京贝满女中校长期间,麦美德创办了华北女子学院,此为中国第一所女子大学,其后成为燕京大学的一部分,刘兰华留美之前即就读于此。1929 年秋,齐鲁大学爆发学潮,反对外国人把持校政,而此时外国人麦美德女士已是 68 岁高龄,遂将女生部主任一职主动让位于她这位贝满女中时期的女弟子。然而,这位女生部主任又是如何盖起一座洋楼来的呢?

景蓝斋与美德楼的故事

原来,齐鲁大学女生部在英文中称为"妇女学院",在教会大学中是个独立的机构。女生部主任即为"妇女学院"院长,不仅与其他学院院长们平起平坐,在校评议会中自然也占有一席之地,而且手中握有财权,可以自主支配。齐鲁大学女生部在美国纽约有单独的妇女托事部,妇女托事部每年都拨付给女生部预算经费 2000 美元,此款除修建女生网球场和作为冬天的取暖费用之外,年年均有结余。

1931 年齐鲁大学在南京国民政府教育部注册立案之后,学校有了很大发展,女生人数迅速增多,可容 60 名女生入住的景蓝斋已是"人满为患",新入学的 20 多名女生只好由女生部安排到几位教授家里去住。当时校方正忙于走马换将,无暇顾及此事。于是,刘兰华便将历年余款两万多美元全部取出,修建了女生第二宿舍美德楼。美德楼于 1933 年建成,可容 40 名女生入住。1936年齐鲁大学鼎盛时期,在校生为576人,而女生最多时不过100出头,有这么两栋宿舍楼已可确保入住无虞了。

当年齐鲁大学圩子墙外的新校园中,男生宿舍四百号院位于校园东北部,女生宿舍景蓝斋与美德楼位于校园西北部,两者隔中心花园遥遥相对。花木葱茏中的景蓝斋雍容大度,美德楼小巧玲珑。每当晚饭之后,时常有阵阵歌声飘出院墙之外,也总有一些男生在院墙外徘徊,不过虽可望而不可及,因女生宿舍门禁森严,门楣上方悬挂一块木牌,上书四个大字"男宾止步"。除特别开放日(即圣诞节那几天)之外,男宾不得入内,故被望而却步的男生们戏称为"紫禁宫"。

当然,女生公寓被设为男士禁地,严禁男生随意出入,并不意味着齐鲁大学限制男女同学之间的正常交往。齐鲁大学男女同学之间,除在教室里共同上课,在操场上一起打打网球之外,还有内容极为丰富的课外社团活动,如合唱团、戏剧社、文学社、查经班以及社会调查、下乡实习、各种公益活动等。其中,最受同学们欢迎的社交活动大概莫过于假日或周末的外出郊游了。女生部负有管理女生的校园生活,指导女生的言谈举止,养成优雅风度之责,故这些活动往往都由女生部主任带队进行。现存的齐鲁大学老照片中,即有1936年10月齐鲁大学文理学院的师生去灵岩寺郊游,刘兰华与两位带队教师步出南圩子门的旧影。

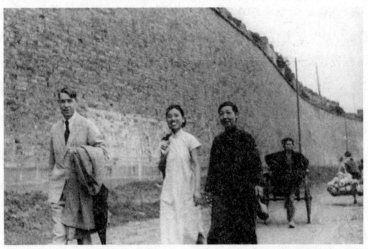

1936年,齐鲁大学女生部主任刘兰华等师生步出济南城,去灵岩寺郊游

抗战烽火与华西坝岁月

刘兰华曾留学美国哥伦比亚大学，获哲学博士学位，1928 年被齐鲁大学聘为文理学院教育学教授。不过，刘兰华是山西榆次人，早年还曾是孔祥熙堂弟的未婚妻，为何她没有回山西太原，而是到了山东济南府呢？这与她的新婚夫君余心清大有关系。

1924 年，号称"红色牧师"的余心清被"基督将军"冯玉祥派往美国留学，入哥伦比亚大学行政系修习。此时，刘兰华已获得博士学位并留美工作。在一次哥大校友联谊会上，余心清偶然碰上了落落大方、一派女学者风度的刘兰华，并一见倾心。这是一场"姐弟恋"，刘兰华比余心清大 9 岁。1927 年，两人携手回国，余心清陪刘兰华回山西老家拜望未来的岳父岳母，两人在太原举行了婚礼。1928 年，国民革命军北伐到济南，随军牧师余心清与新婚妻子刘兰华双双到了济南，此即刘兰华应聘齐鲁大学之原因。那么，刘兰华还曾为孔祥熙堂弟的未婚妻又是怎么一回事呢？

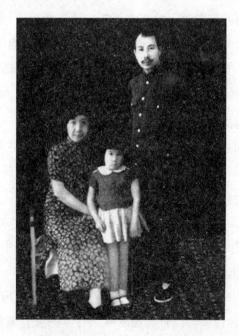

余心清、刘兰华夫妇和女儿余华心

孔祥熙这个堂弟名叫"孔祥珍"，是孔祥熙五叔孔繁杏之子。在孔祥熙父辈五兄弟中，孔繁杏是唯一考取过功名者，曾任山西榆次县令及河北保定府新城知县。1911年辛亥革命期间，留学回国度暑假的孔祥珍受同盟会之托，在保定青年军校密谋组织革命青年团，却不幸在一次返家的途中遭遇土匪暗枪而身亡，年仅20岁。孔繁杏受此打击，大病一场，落了个摇头的毛病，即辞官退隐津门居住，并曾协助孔祥熙监管天津裕华银行业务。未婚夫突遭不幸英年早逝，刘兰华悲痛欲绝，曾立誓终身不嫁，后继承其遗志也赴哥伦比亚大学留学。

1932年冯玉祥隐居泰山，余心清经常往返于泰安与济南之间。当时冯玉祥曾托付余心清邀请老舍上山讲学，或许就是刘兰华引荐的，但不知什么原因，老舍没有上山。1934年刘兰华生下两人的独女余华心。1935年暑假期间，还曾抱着小余心华在泰山上住过。1937年冯玉祥推荐余心清出任韩复榘指挥的第三路军的政训处中将处长，父女见面、夫妻团聚的次数就更多了。韩复榘任国民政府山东省政府政训委员会主任，余心清任省政府政训委员会副主任。余心清聘请了共产党人齐燕铭等为教官，办军政培训班，训练骨干，宣传抗日。济南平津流亡学生接待处即设在齐鲁大学，免费供应馒头咸菜。齐鲁大学女生宿舍景蓝斋和美德楼里，也秘密活跃着青年抗日先锋队队员，韩复榘的侄女韩豁即为其中之一。韩豁当时在齐鲁大学文理学院读书。

可惜好景不长，"七七事变"后，日军大举进攻山东，韩复榘弃城逃跑，余心清随冯玉祥去了武汉，后又到了陪都重庆。刘兰华则携带幼女随齐鲁大学辗转内迁成都华西坝。

抗战期间，教会五大学齐集成都华西坝，借华西协合大学的校舍和教室上课。齐鲁大学男女生宿舍皆为瓦顶木板的临建房，其中女生宿舍命名为"美德斋"，为齐鲁大学校董事长孔祥熙捐款两万元所建。华西协和大学校门前为小天竺街，齐鲁大学女生宿舍美德斋位于小天竺街东头的一条小径内，小径两侧及宿舍四周均以竹篱笆隔离。与美德斋竹篱笆墙一墙之隔，为金陵女子文理学院宿舍，相熟者即可隔墙喊话。

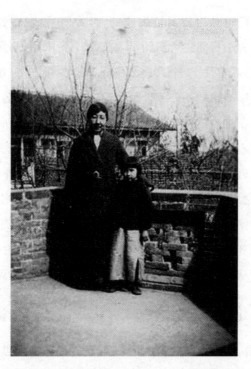

1941年,刘兰华与女儿余华心合影于四川华西坝齐鲁大学女生宿舍美德斋前

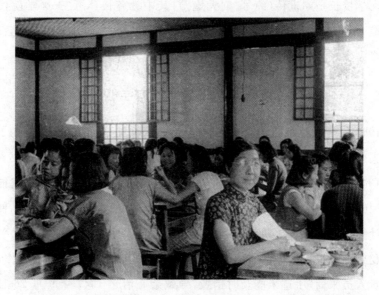

1942年,四川华西坝齐鲁大学食堂内的女生部主任刘兰华

美德斋的大门也是用竹篱笆编成的,进大门后,左右各有一个大房间,中间通道两侧皆为小房间。大房间沿墙安放 7 张木床,房屋中间 2 张书桌,木床为上下铺,总共可住 14 个人。小房间安放 3 张木床,也是上下铺,可住6 个人。这里住着齐鲁大学文、理、医学院 8 个系的数十名女生。刘兰华和女儿余华心就住在进大门左侧的一间小屋内。流亡到华西坝教会大学的女生服饰风度各有不同。当时华西坝流行这样一个说法:金大"神气",金女大"洋气",华大"俗气",齐鲁大学"土气"。所谓"土气",即齐鲁大学的女生最为朴素无华,无论出自平民之家还是名门显贵,一律着旗袍、短袜、皮鞋或布鞋,发式多为"清汤挂面",也有双辫披肩者。齐鲁大学经济系女生罗素贞曾撰文回忆说:"说到女同学的服装、修饰、涵养,女生宿舍主任余夫人是十分注意的。凡是她认为不雅的举止、不适当的言行,都会受到纠正,务要使同学们都拥有高雅大方的气质、温文可亲的风范,人人都具备时代女性的美德。"

抗战中,齐鲁大学流亡成都华西坝,英、美、加等外籍教师来的不多。中国教师中,也有不少人因各种困难而没有离开济南。当时领导内迁成都的齐鲁大学校长是刘世传(绰号"刘大炮"),其中教务长孙恩三、医学院代院长侯宝璋、女生部主任刘兰华皆为中国教师里的中坚分子和校务委员会成员。抗战烽火岁月,艰苦备尝。

营救余心清与见证齐鲁大学的结局

1945 年抗战胜利后,刘兰华没有随齐鲁大学搬迁回济南,而是去了北平与丈夫余心清团聚,并安排女儿余华心到当年她的母校贝满女中读书。

1947 年,在美国治病的刘兰华惊闻余心清被国民党军统特务逮捕。原来,1946 年 9 月余心清抵达北平后,出任国民党第十一绥靖公署孙连仲部政治设计委员会副主任委员,意在策动冯玉祥旧部孙连仲起义。但北平地下党的秘密电台被敌侦破,余心清写在香烟盒背面的电文"孙决心合作,请速派负责人员来商"手迹未能及时销毁,导致余心清于 1947 年 9 月 26 日被捕入狱。当时,"国统区"各大报都以头版头条刊载了这条消息:"北平破获共党间谍大案,主犯余心清已押解南京。"美国合众通讯社也发了消息,并为刘兰华所闻知。

此案因北平电台发报员李正宣及西安电台台长王石坚被捕后叛变,致使中共西安、沈阳、保定、兰州的地下电台全部暴露,潜伏在国民党内部的20多名将校军官100多人被捕,其中包括陈布雷的女儿和女婿。

余心清危在旦夕,刘兰华闻讯后立即回国,决定求助于司徒雷登。余心清和刘兰华夫妇二人都与司徒雷登有师生之谊:刘兰华为燕大校友,司徒雷登是她的校长。余心清早年毕业于南京金陵大学神学院,司徒雷登是他的授课老师。司徒雷登果然去面见蒋介石,对其说:"余是我的学生,他不是共产党,你不能杀他。"蒋介石对亲自登门的这位美国驻华大使的请求不能置若罔闻。余心清虽被投入死牢,但未被枪毙。1948年蒋介石被迫下野,李宗仁上台后,经中共地下党及冯玉祥等人的大力营救,余心清终于获释。1949年10月1日,中华人民共和国成立,余心清作为政务院礼仪局长操办了开国大典的各种庆典礼仪事宜。

1951年,刘兰华由京返济,复任齐鲁大学教授。此时的齐鲁大学也已非昔日之齐鲁大学。战争中再次南迁的齐鲁大学于1949年秋季在济南复课,一名历史系男生去景蓝斋找女同学,抬头又看到楼门上方那块阻挡男生入内的"男宾止步"木牌,便找来一架梯子和一把锤子,爬上去要将其砸掉。木牌钉得甚为牢固,男生抡斧砰砰有声,下方还有一群同学围观。当时外国人还没有全部走净,美籍教师莱尔牧师闻声而至,在梯下大声喊:"这是齐鲁大学校规!"男生在梯上大声说:"它已过时了!"木牌应声落地,宣告了一个时代的结束——女生宿舍已不再是"紫禁宫",女生部主任也就没有设立的必要了。

1952年,全国高等院校大调整,齐鲁大学被撤销归并后,刘兰华任山东医学院教授、外语教研室主任,后还担任过山东省政协委员、山东省妇女联合会副主席。1966年,余心清去世;1968年,79岁的刘兰华也在济南去世。

（原载2013年1月24日《齐鲁晚报》"青未了"副刊,作者李耀曦,有改动）

大师风范

齐大国学所甲骨学洋儒明义士

笔者至今还记着《纪念白求恩》一文开篇那几句话："白求恩同志是加拿大共产党员,五十多岁了,为了帮助中国的抗日战争受加拿大共产党和美国共产党的派遣,不远万里,来到中国。"殊不知,当年不远万里来到中国的加拿大人中,还有一位学术界的"白求恩"——明义士,他把毕生的心血献给了"中国的甲骨学事业"。抗战胜利后,他一心想重返中国,但最终未能如愿。如今,河南人民为了纪念他,在安阳建起了"明义士甲骨学纪念馆"。明义士不仅是当年老舍的旧居芳邻,也是老舍在齐鲁大学的同仁。

明氏故居何处寻?

济南南新街有一处小院,即为老舍济南故居。其实,当年南新街与齐鲁大学仅一墙之隔,即外城南圩子墙(今文化西路),其进出之"新建门"正对齐鲁大学的"校友门"。因此,当时不少结婚成家的齐鲁大学教师都在南新街上住,而与老舍是门挨门的近邻的则是位外籍人士。

老舍南新街故居,即那座 58 号(原 54 号)小四合院的北邻 56 号(原 52号)院原是一座花园洋房,洋房的主人是位汉名叫"明义士"的加拿大人,为老舍在齐鲁大学国学研究所的同仁。当时,他们二人同为齐鲁大学文学院教授,皆是基督教徒,一起共事三年多,颇有些交往。更有意思的是,老舍是"新文学教授",明氏则是"考古学教授",专攻中国甲骨文,乃甲骨文学界大名鼎鼎的人物,有"甲骨学西方第一人"之称。笔者记忆中,直到 20 世纪70~80 年代,56 号大院内的花园洋房仍在,早年间里面住了山东省卫生厅的正副两位厅长,好像一个姓张一个姓王。那时附近街上的孩子们常见有小轿车在这所幽巷深宅内出入,新鲜惶恐得很,不晓得是多大的官儿。

后来，风闻南新街拆迁，笔者发思古之幽情，特意又到南新街上走了一遭。今日之情景如下图所示，此即明义士故居之所在。如今铁栅栏门上挂着"南新街 56 号"门牌的大院仍属山东省卫生厅的地，昔日的厅长公寓现名"老干部宿舍"，但昔日的小洋楼早已没了踪影，楼前花园也不知去向。偌大的庭院内，唯有前后两栋新楼耸立。

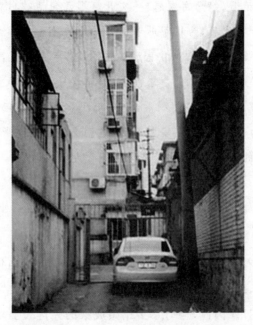

当年老舍的"洋邻居"明义士故居（今济南南新街 56 号）

那么，昔日明氏所居小洋楼究竟是个什么样子呢？可巧，河南安阳"明义士甲骨学纪念馆"陈列板上登有一张"明义士故居"图片，但笔者看过之后大失所望，因为此图所示乃现今仍存的老齐鲁大学长柏路 1 号楼，并非济南南新街原明义士故居。虽说老齐鲁大学长柏路 1 号楼和 2 号楼紧挨着，当年老舍也曾在长柏路 2 号楼住过，但那是后来 1937 年秋天的事儿了，此时明义士已经离开齐鲁大学，又谈何为"邻居"呢？显然，这是纪念馆方面"张冠李戴"了。

然而，山重水复疑无路，柳暗花明又一村，一个偶然的机会，昔日明氏故居的"庐山真面目"竟奇迹般地出现在笔者眼前。提供这张珍贵老照片的，是山东大学的张明先生。张明先生原名"张小明",即前文所说的那位老厅长的儿子,他在这座大院里生活了几十年,对这栋小洋楼深有感情。

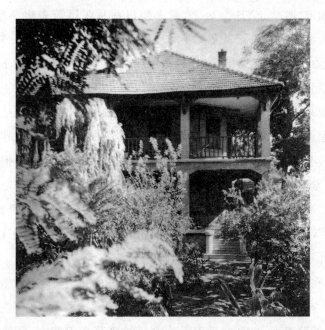

明义士故居小洋楼(张明先生拍摄于 20 世纪 70 年代)

张先生还亲手画了一张当年 56 号大院的平面草图,他手指着草图向笔者描述说,当年这座 56 号院的院门是开在路北,院门外坐东朝西为汽车房;进大门后先是门房(传达室),前院有个大花园,庭院内有大青方砖铺地的左右两条甬道,绕过花园通向后院深处的小洋楼。小洋楼为上下两层,各有一门出入,此楼前出廊后出厦,楼上楼下三面都有阳台。昔日花园篱笆上爬满蔷薇,小洋楼前有养鱼水池,四周花木扶疏,庭院内绿树参天。当年院内有多种花木,如丁香、芙蓉、石榴、椿树、软枣、国槐等,进门两株老槐树,其树干之粗,两个人都合抱不过来。他说小洋楼是 1985 年拆除的,昔日好光景,今成旧梦矣。

不过,毕竟明氏故址门牌仍在,表明南新街上尚有"这么一号"。小楼已亡,"一号"犹存,好歹也算是留下了点寻踪觅迹的影子吧。

卫巷张宅旧曾闻

最早知道"明义士"这个名字，是多年以前从张昆河先生那里听来的。张老先生为济南已故的知名文史专家，原齐鲁大学文学院国文系33级（1933年入学）毕业生，既是老舍的学生，也是明氏的弟子，曾跟着明义士学过三年考古学和甲骨文研究。

老实说来，笔者对老齐鲁大学的了解，即多源自于张昆河先生。当年张昆河先生家住卫巷北口路西，那时笔者去泉城路书店闲逛时，卫巷是必经之地。张宅位于一栋路边楼的楼下，张先生书房窗户临街。因此，但凡路过此地，笔者便常顺便到张先生家里坐坐，攀谈闲聊一番。当年张先生的书房里，可谓是"谈笑有鸿儒，往来无白丁"，笔者在这里先后见到了严微青、秦在简、王照建等几位久仰大名的老先生。后来，在张先生的引荐下，还与这几位装了一肚子济南文史掌故的老先生均有所交往。

"山不在高，有仙则名；水不在深，有龙则灵。"其实，张先生那间临街书房很小，如今人们可能已经不知，当时济南老字号"燕喜堂饭庄"位于卫巷北口西侧，泉城路路南，燕喜堂后院及宿舍楼就坐落在卫巷内，张宅所居便是这栋宿舍楼楼下的一套小单元房。那么，张先生为何住燕喜堂宿舍呢？不得而知，这似乎正应了"旧时王谢堂前燕，飞入寻常百姓家"那句话。

张昆河先生之父乃民国知名人物张钺。张钺是当年韩复榘指挥的第三路军的总参谋长和山东省参议会会长，为韩复榘西北军老班底中的核心人物。当时，不少省府大员的公子小姐，包括韩复榘的两个侄女都在齐鲁大学读书。因此，张先生对当年的那些事知之甚详，不仅装了一肚子民国春秋，亦可谓是一部"老齐鲁大学活字典"。

今天，张先生早已退休在家，也乐得有我这个好古后生，有闲心情听他笑谈古今，于是，也才有了笔者后来的《老舍与济南》和《老舍有个洋邻居》等文。

齐鲁大学洋儒开甲骨

明义士（1885～1957），英文名 J. M. Menzies，汉字"子宜"，加拿大人，

汉学家,考古学博士,英国皇家考古学会会员。1932 年,明义士应聘到济南齐鲁大学任职,此后五年间在齐鲁大学国学研究所担任考古学教授,曾开设"甲骨研究"与"人类学与考古学"等课程,并有《甲骨研究》《中国商代之卜骨》《柏根氏旧藏甲骨文字》等专著出版。当年笔者听张老先生聊过许多明义士的逸闻趣事,现"罗列"几桩如下。

明氏逸闻之一:三年开甲骨,满堂四学士

张坤河先生说,当年齐鲁大学校园很大,而学生人数很少。1933 年他入学时,齐鲁大学各院系加专修科学生,全部在校生不过 560 余人,而文学院国文系四个年级总共只有 20 余人。

1934 年秋,张坤河选修了明义士的考古学课,1935 年又选了他两年的甲骨文。当时选这门课的只有他同班三位同学和一位校外旁听生,教室设在考文楼(今山东大学西校区教学五楼)"明义士研究室",教研室是三楼南面一个很大的房间。明义士与助手曾毅公各有一张大写字台,各据两扇大南窗相对而坐,北边另设一张大讲案。上课时,明氏独占一面,四个人围坐在三面听讲,有时是讨论。

需知,20 世纪 30 年代的中国,只有极少数名牌大学才开设甲骨文课程,设置"国学研究所"的则更少。而明义士开了三年的甲骨文研究课程,就教了这么四个学生,可见当年齐鲁大学条件之优越,实属海内罕见,而且罕见得很"奢侈"!

明氏逸闻之二:绰号"老骨头",儿子"明明德"

经过多年的苦心搜集和收购,明义士收藏了大量出土甲骨和商代器物。由于明氏终日与甲骨为伴,痴迷得很,当时齐鲁大学的其他外籍教师便给他起了一个绰号"老骨头"(Old bones),并经常在背后戏称之。据说这个绰号后来也传到了英国、美国和加拿大,如今这些国家的博物馆工作者和甲骨文研究者一提起明义士,仍称之为"Dr. Jimmy 'Oldbones' Menzies"(吉米·"老骨头"·明义士博士)呢!"老骨头"明义士当时住校外围子墙里的南新街 56 号,是一座独门独院的二层小楼,恰与当时也在齐鲁大学任教的老舍比邻而居。课余时间,张坤河等人也常到明氏家中请教。他们发现,明氏书房的书架上除了铭器、古籍、外文洋装书外，还有一本老舍亲笔题赠的长篇小说《离婚》，恭而敬之地摆在显眼处。

明义士夫人是安妮·明义士（Mrs. Annie Menzies），会说汉语，而且说得不错，但带河南口音。明氏平时寡言少语，而安妮夫人性格开朗，有时明义士不在家，安妮夫人便出面招待大家，有时她还会用她那口"河南话"与前来造访的齐鲁大学学生开点玩笑："你们是不是把外国人都叫'洋鬼子'？可不要把明义士先生和我也叫'洋鬼子'啊！"明氏夫妇育有二女一子，儿子最小，名阿瑟（Arthur），明义士给他取汉名为"明明德"（儒家经典之《大学》开篇即曰"大学之道，在明明德"）。数十年后，这位阿瑟·明明德先生还出任过加拿大驻华大使。

明氏逸闻之三：洋儒讲殷商，语惊四座人

1936 年秋，明义士在齐鲁大学柏根楼（今山东大学西校区教学三楼）333 大教室举办了一次题为《商代甲骨文与商代文化》的公开讲演，对象为齐鲁大学的欧美籍教师和驻济教会人员。

这位"洋儒"用纯正地道的汉语，洋洋洒洒地讲了两个半小时。他以赞美不已的语调，就甲骨文上可考证的商代军事、政治、经济及文化艺术，进行了精彩的演讲。当讲到商代的冶炼、雕铸工艺时，他还出示了几件极精美的青铜铭器和一方与甲骨文同时代出土的长方形青石砚，那砚凹里还残留着已凝固的朱砂！听众席上那些欧美籍人士听闻明氏这番不啻石破天惊的演讲，又见如此精美的实物例证，也无不啧啧颔首，报以诚挚的掌声。

不幸的是，这大概也是明义士在齐鲁大学的最后一次演讲。明义士于全面抗战爆发前的 1936 年回国，抗战期间，齐鲁大学内迁至四川成都华西坝。继明氏之后，应聘到齐鲁大学的是胡厚宣。据说胡先生之所以应聘来齐鲁大学，主要就是奔着访寻明氏留下的数万片甲骨来的。但很可惜，直到抗战胜利，齐鲁大学复校回济，也始终没有找到那数万片甲骨。

那么，明义士何以能有如此精深的研究？他那些甲骨又究竟流落到什么地方去了呢？

白马骑士洹水边

在中国的甲骨学界,泰斗级人物素有"甲骨四堂"之称,即"观堂"王国维、"雪堂"罗振玉、"彦堂"董作宾、"鼎堂"郭沫若。而曾主持了中国史语所安阳殷墟地十年发掘工作的"彦堂"董作宾,则在当年与明义士的通信中这样称赞后者:"关于甲骨文字研究,老兄不但是西方学者第一人,也是在中国研究最早之一人。"

的确,最早到甲骨出土地安阳殷墟作实地考察的"第一人",实则是外国人明义士。原来,明义士来中国之初,恰是被加拿大基督教会长老会派驻中国河南安阳地区的一名传教牧师。在闻知王懿荣的惊天发现后,首先便是这名外籍传教士于1914年春"乘其羸老白马,徘徊于河南彰德(安阳)迤北洹水之南岸"(明义士《殷墟卜辞自序》),对安阳殷朝武乙古都殷墟地进行了不辞劳苦、周详而细致的野外实地考察。关于这段奇遇,这位"白马骑士"还写有一首名为《遇殷墟》的诗记叙之,诗曰:

> 柳树出芽骑白马,白马走时顺洹河。
>
> 拾破陶器寻先古,小孩引到出古处。
>
> 盘庚殷墟无痕迹,年前花根白地立。
>
> 余思盘庚它兹邑,商人作事问上帝。

不过,那时明义士也遇到了一些"假货",错把牛骨当甲骨并多次上当受骗,直到发愤读了一番中国经史典籍之后,才逐渐弄明白里面的门道并成了行家里手。

据称,由于中国古董商大肆倒卖和不法外国人的大量收购,出土甲骨从最初的几分钱一斤被爆炒到二三两银子一个字,龟甲骨片已然成了赚钱的宝贝。而在当地食不果腹的贫苦农民眼里,这些祖宗埋在地下的破甲骨不但可以养家糊口,还可以大发横财。于是,一批造假作坊应运而生,用新鲜的牛骨头仿刻上字,埋在地下冒充龟甲卜骨。明义士起初就不止一次上过这种当——他专拣农民手里块大字多的"甲骨"买,后来嗅到牛骨头发出的刺鼻臭味方才觉悟过来。

　　明义士于 1885 年 2 月 23 日出生于加拿大安大略省一个名叫"克林顿"
(Clinton)的小镇,父亲是位农场主。明义士的家庭是一个基督教新教家庭,
他从小就受洗入了新教。1903 年,明义士考入多伦多大学,为了实现自己来
中国这块东方神秘土地传教的愿望,他从应用科技学院毕业后,又进入多伦
多大学诺克斯神学院学习。1910 年从诺克斯神学院毕业后,根据加拿大长
老会海外传教协会的统一安排,明义士被派到河南北部加拿大长老会豫北
差会工作。

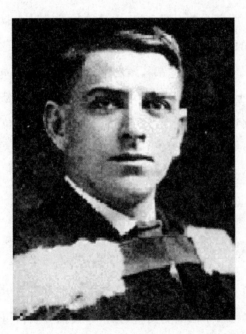

明义士青年照

　　来到河南后,豫北差会先是把明义士分配到武安传教总站工作,后调任
安阳传教总站,并在安阳荣升为牧师。其实,当年的牧师或传教士究竟是什
么样和干什么的,今人并不真正晓得。但说老实话,这可以视为一种"强势
文化扩张",但教会在传教的同时也兼具教育、医疗、防疫乃至赈灾功能。正
如一位传教士所形容的那样,"在中国的传教生活就像是一个三条腿的板
凳,教会是一条腿,教育和医疗是另外两条腿。"那些传教士大都具有一种吃

苦耐劳的献身精神,他们在中国的穷乡僻壤间的确做了许多善事。比如前文提到的"加拿大长老会豫北差会",就在 1887 年黄河决口、豫北灾情严重之时,携带在加拿大募集的救灾款来到了河南豫北地区。当时参与赈灾的多伦多大学古约翰(Jonathan Goforth)牧师夫妇、皇后大学史雅格(James F. Smith)医生夫妇、蒙特利尔总医院的总监罗维廉(William McClure)医生、季理斐牧师、哈里特·萨瑟兰(Harriet Sutherland)小姐共 7 人在当地被尊称为"河南七贤"。

1910 年,和明义士同来豫北差会的加拿大传教士共 7 人,大体可以分为三类:专职传教士 2 名,医疗类传教士 3 名,教育类传教士 2 名。明义士即为那 2 名教育类传教士之一,因为他除了有神学学士学位外,还有土木工程学学士学位,知识面相对较宽。明义士来到豫北之前,豫北差会已经开办了 5 所教会学校,1914 年明义士从武安来到安阳后即担任了教会学校的教员。1915 年,明义士当上了豫北差会"斌英高初两级小学校"的校长,此后他便一直负责教会学校的工作。明义士接触出土甲骨并最终被甲骨文"汉化"就是从这时候开始的。

当时的安阳教会位于彰德府老城以北的铸钟街,教会北边不远就是洹水。沿河西向 5 里地左右,就是著名的殷墟遗址。不过,明义士初来之际,殷墟还没有任何名气,那时的小屯村也只是一个普通的小村庄,但此时距离当年王懿荣发现"龙骨"上有古文字已经过去了 10 年,京城里的好古之士们,如王国维、刘鹗、罗振玉等人,在被古董商蒙在鼓里多年之后,终于在 1914 年左右打听出了甲骨的出土地就是河南安阳小屯村这块地界。

相比于这些人,得天时地利人和、熟门熟路的明义士显然要比那些远道而来的古董商或外国文物贩子有优势多了。因此,1924 年小屯村村民筑墙取土时发现了一坑甲骨,全部卖给了明义士。1926 年,在小屯村村民张献学家菜园里又发现了一坑甲骨,也被明义士收藏。据说自 1923～1928 年,附近村民挖掘出的甲骨悉数为明义士购得,而明义士自称在安阳的 10 余年间,共购得甲骨 5 万片以上。

明义士在安阳前后共待了 13 年,其间,1917 年年初他应召随"中国劳工团"赴法国前线服役,也是在这一年他出版了《殷墟卜辞》一书。1921年春夏之交,明义士重回安阳。1927年北伐战争爆发,为躲避战乱,明义士离开了安阳,再也没有回去。

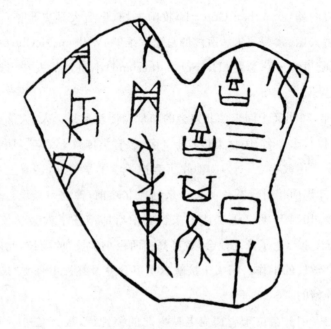

明义士《殷墟卜辞》中的手绘甲骨拓片

1927年4月,明义士到北京华北联合语言学校任教,同时继续他的学术研究。这期间他广交朋友,结识了马衡、容庚和商承祚等一些著名学者。后来在齐鲁大学,在助手曾毅公的协助下,明义士将自己收藏的一批重要甲骨拓印数份,编纂成《殷墟卜辞后编》一书(因所需经费较巨,当时未能印行出版)。

那么,明义士又是如何到了济南齐鲁大学来的呢?原来,齐鲁大学作为英、美、加三国基督教会创办的教会大学,加拿大长老会豫北差会是较早参加联合办学的差会团体之一,也是唯一直接参与齐鲁大学建设的差会。从1930年开始,齐鲁大学成为受"哈佛-燕京学社"资助的6所教会大学之一,每年可获得20万美元的资助。哈佛-燕京学社这笔钱是专门用于资助出版有关中国文学、艺术、历史、哲学及宗教等领域的研究成果的。明义士一入校,便因其在甲骨与考古研究方面的造诣而被委以哈佛-燕京学社项目负责人的重任。

任教齐鲁大学期间，成了明义士学术研究最高产的时期。在这里，他先后完成了《甲骨研究》《考古学通论》讲义的写作，并发表了一系列研究甲骨文的论文。据方辉先生《明义士和他的藏品》一书统计，明义士完成的研究成果有《商代文化》、《甲骨研究》(初编)、《马可波罗时代基督教在中国的传播》(英文)、《表校新旧版〈殷墟书契前编〉并记所得之新材料》、《中国商代之卜骨》、《论汇印聂克逊先生所收藏青铜十字押》、《柏根氏旧藏之甲骨文字》、《商代的美术》(英文)、《商代的文化与宗教思想》(英文)、《中国早期的上帝观》(英文)等。

另外，明义士还对济南章丘县城子崖遗址及济南市附近地区进行了多次考古调查，收集到了数以千计的陶片，并对这些古代遗址进行了研究。明义士还有数个研究计划尚未付诸实施，他曾雄心勃勃地想把齐鲁大学国学研究所办成一个在学术界颇具影响力的学术研究机构，可惜壮志未酬，明义士于1936年6月20日告别齐鲁大学回国休假一年，不想此一去即成永别。

红楼梦回情未了

回到加拿大后的明义士曾一度在美国军队中任职，战后继续其甲骨文研究，曾任加拿大多伦多大学人类学教授，并在加拿大安大略皇家博物馆兼职。

从1938年开始，明义士在安大略博物馆远东部工作。那时的中国战火纷飞，但加拿大尚未卷入战争，明氏得以继续他的研究。1942年，明义士在多伦多大学完成了他的博士论文《商戈》(*The Shang Ko*)，"商戈"是商代的一种青铜兵器，他也因此获得了考古学博士学位。

饶是如此，明义士本人心目中的毕生归宿还是齐鲁大学，他的初衷是把他的研究成果和所有的藏品贡献给中国的齐鲁大学。他的这种心迹在家书与写给友人的信中表露无遗：

1946年6月11日，明义士致信儿子明明德："我不久前收到W.B.彼特斯5月11日发自北平的信。他说我当年存放在联合语言学校地下室中的藏品安然无恙。在日本占领期间，校方将其转移到大楼的另外一个地方，因而日本人没能发现。我已经写信请求他将这些甲骨妥善地运到齐鲁大学杜儒德博士那里……我希望把它们捐赠给齐鲁大学。我也相信,齐鲁大学会永久地保持它在甲骨学研究方面的兴趣。"

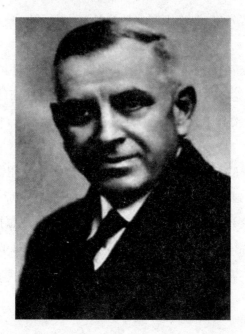

明义士中年照

1947 年 11 月 17 日,明义士致信儿子明明德:"每当我研究起这类的中文资料,我就感觉身体好多了,觉睡得好,饭也吃得香。这也使我对重返齐鲁大学充满了希望。"

1947 年 7 月 11 日,明义士致信格兰斯通小姐:"在天津麦克尼士先生的阁楼上,存放着一批很有价值的甲骨和其他文物……甲骨就放在铁皮盒的抽屉里。除了佛郎西丝和埃尔文以外,我谁也没有告诉过,因为我一直希望能回中国……这些东西应该留在中国。"

1948 年 4 月 23 日,董作宾致信明义士:"听说您不久可到中国去,非常高兴,如果中国政局安定,我们能在中国共同研究甲骨文,是最所盼望的!"

1949 年年初,明义士致信儿子明明德:"尽管形势紧张,我还是准备今年夏天去中国。"

……

然而,"魂牵红楼情未了"——1957 年 3 月 16 日,明义士逝世于加拿大,72 岁的他还是怀着遗憾告别了这个世界。

伊人留下百宝箱

关于明义士收藏的巨量甲骨片,当年究竟安放在哪里?后来又流落到了何处?这一直是个牵动着无数人的心而又颇具神秘色彩的有趣话题。

其实,由于 1927 年吴佩孚军队进攻安阳,不少甲骨片毁于乱军之中,明氏所藏的出土甲骨并没有其自称的 5 万片,而是仅剩 3 万余片。这 3 万多片珍贵的甲骨在当时被明义士分别极秘密地藏到了三处地方,只有明义士和委托人知道,其他任何人均无从知晓。所幸,这些宝贝都没有流失民间或被贩卖到海外,它们后来还是被陆续找了出来。这三部分甲骨片的发现过程也十分有趣并颇具戏剧性。

先说第一部分。1951 年 2 月,文化名人杨宪益老先生交给南京博物院一只箱子,并留下一把钥匙和一封信。南京博物院打开一看,是满满一箱子甲骨!几天后,杨宪益又致信南京博物院,信的大意是说,这批甲骨是加拿大传教士明义士在中国收集的,原先是交加拿大驻中国大使馆暂存,明义士回国时已年老多病,半身不遂,这批东西就留在了中国,请贵院收下。后来博物院研究人员清点了一下,与明义士所著《殷墟卜辞》一书相对照恰好相符,共计 2390 片,证明确系 1917 年明氏所著《殷墟卜辞》的实物。这即是明义士所收藏甲骨的第一部分。

第二部分现存北京故宫博物院,这部分甲骨又可分为前、后两个部分,前者是 1965 年胡厚宣进故宫选拓甲骨时发现的,而后者直到 1974 年才从故宫的一个仓库里清出来。前一批为 3 匣 17 屉,除 1 屉为陶丸、陶饼、小螺贝壳共计 166 件之外,其余为龟甲骨片共 870 片。这批甲骨中夹着 1924 年 2 月 18 日从天津寄给北京明义士的一个信封,地址是北京华语学校。据此可知,这批甲骨是当年明义士在该校教书时暂存到那里的。后一批有 10 匣 25 屉又 167 包,共计甲骨 19494 片。这两部分甲骨原存放地都是华语学校,应属同一批,不知为什么被分放在两处。这两部分合计共达 20364 片之巨!

第三部分，也就是传说中"埋在山东某地下"或者说"已被毁掉了"的那一批。明义士在 1936 年 6 月 20 日离开齐鲁大学之前，把所藏之物委托给了他的同事英国人林森（字仰山，时任齐鲁大学校长），并秘密埋藏在一位教师的住宅地下室里，据说还有一张文字奇奇怪怪的"藏宝图"，什么"芭芭拉路西面的杉树下，茹斯和凯迪的房子之间，上面埋了一条死狗"，什么"外国儿童学校楼房的阁楼上"，等等，不知是迷惑外人还是当年曾转移过地方。

1952 年，林仰山把这些古物全部交给了校方。人们按林的指点，从那个地下室里挖掘出古物 140 多箱，当即交到位于济南上新街的山东省古代文物管理委员会。委员会于 1952 年 5 月 16 日召开了"济南高等学校'三反'及思想问题展览会"，展出明义士旧藏古物 29457 件，其中甲骨 8080 片，有字者为3668 片，其中约 300 片从未见过著录。

这三部分加起来共计 30834 片。据统计，目前尚存于世的明义士所藏甲骨为 36097 片，其中现存于多伦多皇家安大略博物馆的有 5170 片，是 1948年在明义士不知情的情况下由其同事从天津运抵多伦多的，其余都留在了中国内地。

据说明义士收藏甲骨有一个原则，即仅供个人收藏和研究，并不转手买卖。即使在他生活最窘迫之时，他也没有出售过一片甲骨，这一点看起来是可信的。

明义士之子明明德先生重访山东时，将明义士生前所收集的三大箱中国考古学研究资料（金石拓片，图书，明氏日记、信件、手稿等）捐赠给了山东大学。

行文至此，我们似乎可以给这位老舍旧邻兼齐鲁大学同任、加拿大人明义士先生作个小结了：当年，一个加拿大人不远万里来到中国，他原本是为传教事业而来，却喜欢上了中国古文化，成了一位成绩卓著的研究者和传播者，把毕生献给了"甲骨学事业"。河南人民为了纪念他，还在安阳建立了"明义士甲骨学纪念馆"。

（原载 2008 年 4 月 2 日《济南日报》"往事"副刊，作者李耀曦，有改动）

令泰戈尔称奇的齐鲁大学学子于道泉

20 世纪 20 年代初,美国教育家杜威和印度诗哲泰戈尔访华,无疑是轰动中国知识界的两件大事。当年杜威、泰戈尔的中国之行都曾应邀造访济南,并在多处发表公开演讲;而在齐鲁大学,还发生了令两位东西方大师既倍感亲切,又甚为惊奇的一幕,这颇具戏剧性的一幕便是:当杜、泰两人在齐鲁大学发表演讲之时,一名齐鲁大学学生走到后台,不但用英语与杜威交谈了一番,而且竟然用梵语与泰戈尔攀谈起来。这名让泰翁也大感惊奇的学生即是在同学之中有"于大神仙"之称的于道泉。

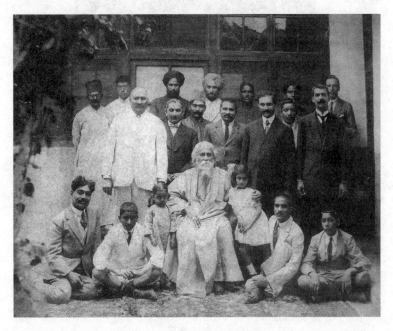

1924 年 4 月,印度诗人泰戈尔访华来济南时,于道泉(后排左二)与其合影

许多年后,一位名叫崔德润的昔日齐鲁大学同学有这样一番回忆:"谈到'于大神仙',确是一个怪人。有些事真叫人看不透。他要学一件事,就一

下子迷进去,直至学会。学英文打字,他从山水沟破烂摊上买了一架旧打字机,埋在被窝里白天黑夜地练,不到一个星期,就打得很熟练了。什么奇门遁甲、八卦、图腾,奇奇怪怪的事,他都能说得头头是道。"

那么,这位"于大神仙"又是如何会梵文的呢?原来,前两年齐鲁大学有一位英籍教师要回国,临行前处理一批旧书,那位外教见于道泉勤奋好学,便几乎白送给了他。这些旧书中有一本《梵文大词典》,"于大神仙"便整日拿在手里翻来翻去,竟无师自通,学会了四五千单词。

于道泉(1901~1992),字伯源,山东临淄区齐都镇葛家庄人,民国时期山东著名教育家于明信的长子,1920年从山东甲种工业专科学校毕业,考入齐鲁大学,先入齐鲁大学理学院化学系,并兼修数学,后转文学院历史社会系,修美国史和医科心理学,后又攻读社会学。

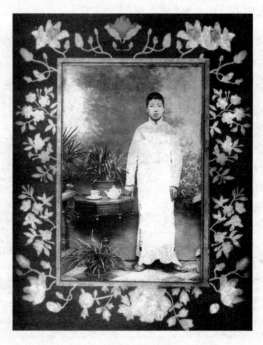

少年于道泉

更令人称奇的是,于道泉不仅略懂梵文和印度语,英语水平在齐鲁大学同学中出类拔萃,而且他还会世界语,并用世界语翻译了许地山的散文诗集

《空山灵雨》。

1922年，燕京大学教授许地山暑假来济南齐鲁大学讲学，正在校半工半读的于道泉负责往油印室送印徐先生的讲稿。有一次，于道泉问许地山："您的《空山灵雨》我喜欢极了，有人把它翻译成英文没有？"许答："没有，但有人给我写信说，已把它翻译成世界语了。"于说："给您写信的就是我。"后来，许地山帮于道泉把《空山灵雨》的译稿润色了一下，发表在了其上海老朋友胡愈之办的世界语杂志《绿光》上。

泰戈尔要于道泉跟他去印度

1924年4月22日这一天，济南火车站里灯火辉煌，人头攒动，人们正在等待着印度诗哲泰戈尔的到来。到车站迎接泰翁的有当时山东省和济南市各界的社会名流、文化教育界组成的接待团、佛教协会的僧侣代表、各校校长和男女师生，以及闻讯慕名而来者，多达二百余人。

晚上7点40分左右，随着一声汽笛的长鸣，一列由南京发往济南的普通快车徐徐开进站台。这列快车挂有两节戴花包厢。待车停稳后，泰戈尔一行人在王统照先生和王祝晨先生的陪同下走出包厢。王统照先生和王祝晨先生是作为济南接待团的代表，赶到曲阜迎接泰戈尔的。身穿白素长褂，外罩棕红色拖地长衣的泰戈尔出现在包厢门口时，只见他留着半尺多长、有些曲卷的白胡须，银白长发披肩，头戴一顶布帽。63岁的泰翁看上去脸色有些苍白，但双目矍铄有神。

这时，欢迎人群忽然发现，在泰戈尔一行人中还有著名诗人徐志摩、林徽因。见到飘然若仙的徐大诗人和"人间四月天"般的林小姐，青年学生们顿时欢呼起来，场面一度热烈火爆，几近失控。由于泰戈尔是一位人道主义者，坚持不坐人力洋车，王祝晨和王统照只得赶紧把洋车调走，陪着泰翁步行半里许，去了石泰岩饭店，安排他们下榻。

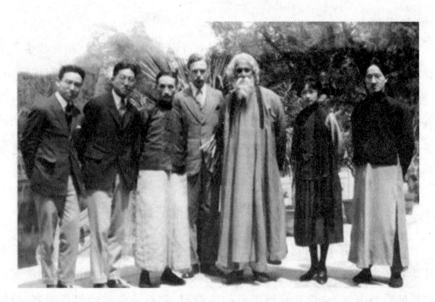

1924年泰戈尔访华来济,与随同者梁思成(左一)、徐志摩(右一)、林徽因(右二)等人的合影

　　晚间,山东省省长熊炳琦、教育厅长谢学霖、齐鲁大学校长巴慕德,济南文化界名流王墨仙、鞠思敏、于明信、刘冠三等人以及佛教界人士又纷纷前来石泰岩饭店登门拜望。第二天济南各大报纸的新闻大标题为"东方诗神偕同金童玉女抵济"!

　　其后,泰戈尔应邀发表了三次公开演讲,分别是在山东省议会大厦发表的《中印文化之交流》,在济南省立第一师范大礼堂发表的《一个文学革命家的自供状》和在齐鲁大学康穆堂(南圩子外齐鲁大学校园大礼拜堂)发表的《东西方文化之比较》。

　　泰戈尔在济南各处公开演讲,徐志摩和林徽因这对"金童玉女"与长髯泰翁亦形影不离。徐志摩跟随泰戈尔登台翻译,坐在台侧的林徽因则从旁监督。不过,虽说徐、林二人烘云托月般陪着这位长袍白胡子诗哲赚足了眼球,但泰戈尔真正的"知音"却是名不见经传的"于大神仙"。

　　于道泉是在去迎接泰翁的路上被教育界接待团指派为临时翻译的。泰戈尔在济南活动期间,于道泉始终陪伴在他左右,泰翁一切非正式场合的谈话、休息间的闲谈、来访拜会等,翻译工作均由于道泉包办。泰戈尔在济南的一项重要活动是与宗教界人士交流,在齐鲁大学和省立一师的接触交谈,于道泉已让泰戈尔惊奇不已,并对于说:"先生,你是我们来中国见到的第一位对印度文化和语言有如此浓厚兴趣的人!"而在城内佛经流通处的讲解,更令泰翁感到这位 23 岁的"于大神仙"确非浪得虚名。

于道泉用他流利的英语口语,夹杂着梵文印度语,以及不知何时从何处学来的渊博的佛教知识,不仅向泰戈尔介绍了佛教传入中国的历史以及对中国文化的重大影响,而且把山东济南的千年佛教沿革史讲得头头是道。听得兴奋不已的泰翁当即热烈拥抱于道泉,并对他说:"你跟我到印度去吧,进我创办的国际大学,学习梵文,学习佛教。"而陪伴泰戈尔两三天以来,对泰翁的学识、谈吐、风度已是十分倾倒的于道泉,便毫不犹豫地答应了下来。

实际上,此时于道泉已经以第二名的优异成绩考上了山东官费赴美留学生,他考取的是全官费,据说每月有 160 块大洋的补助。于道泉回家宣布要跟泰戈尔去印度,其父于明信闻言后勃然大怒,大骂其忤逆不孝,声言要把他逐出家门,断绝父子关系。全家人也好言相劝,然而父亲的这番威胁和全家人的劝阻似乎并没有起什么作用,于道泉与全家人闹翻,毅然跟着泰戈尔去了北京。

陈寅恪向傅斯年三荐于道泉

于道泉虽然随同泰戈尔一行人到了北京,但去印度"西天取经"的愿望却落了空,因为泰戈尔的中印文化交流计划未能与北洋政府谈成。感到老大不安的泰戈尔只好在离京回国前,把于道泉托付给了他在北京的老朋友钢和泰男爵。

钢和泰是俄国的爱沙尼亚裔贵族,德国柏林大学博士,通晓拉丁文、希腊文和梵文,此时正应胡适之请,在北京大学教授梵文和印度宗教史,由文学院长胡适充任他的随堂翻译。于道泉到来后,便取代胡适充当了钢和泰的随堂翻译。他住在这位男爵家里,跟着他修习梵文,钢和泰每月付给于道泉 10 元钱,于道泉便把钱全部交给厨师充当饭钱。

此时的于道泉成了中国近代最早的"京漂"一族。"京漂"于道泉在写给在日本读书的大妹于式玉的信里说:"我现在是拿梵文就着窝窝头吃,天底下大概没有第二个人了吧?"钢和泰告诉他说,藏文与梵文是相通的,你暂时不能去印度学梵语,可先学习藏语。于是,于道泉便又跑到雍和宫里,跟着西藏达赖喇嘛派驻于此的僧官学藏语佛学,人称"于喇嘛"。这一时期,于道泉还参加了中国共产党,曾经与妹夫李安宅领导过萧乾。

当时的"于喇嘛"在京城藏佛学界已颇有些名气,并成了国学大师陈寅恪的助手和北海图书馆满蒙藏文书的采访编目馆员。陈寅恪向傅斯年三荐于道泉,使他成了中央研究院史语所的助理研究员。于道泉很想编撰一部《藏梵汉文佛教大辞典》,三番五次地申请,都被所长傅斯年所断然拒绝,因为傅斯年认为他目前水平还不够,但于道泉仍在偷偷地干。

于道泉翻译的六世活佛情歌译稿经赵元任注音后,作为史语所单刊甲种之五,于1930年出版。不料想,《第六世达赖喇嘛仓央嘉措情歌》汉藏对照中英文版出版后,却一名惊天下,引起了国内外学术界、文学界极大的兴趣,后又被译成20多种文字传遍了世界。

于道泉致傅斯年书手迹

　　傅斯年看于道泉是一位大可造就之才，便推荐公派他去法国留学深造。而于道泉不但去了法国，尔后又去了英国和德国，并对当年不让他编撰大辞典一事始终难以忘怀。傅斯年6次给他写信，他未回一封，最后二人终于分道扬镳。1946年，胡适发函邀请于道泉回国执教，但由于战事延宕等种种原因，于道泉直到1949年才于去国14年后海归进入北大，与系主任季羡林、教授金克木一起，成为北大东语系"梵语三元老"。

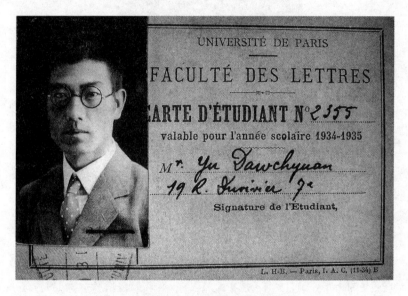

于道泉的法国巴黎大学学生证

　　1952年，全国高校院系大调整，于道泉被调入新成立的中央民族学院，任藏语组组长。当年中央人民广播电台的藏语广播就是在他的一手指导和亲力亲为下进行的。

　　一代藏佛学大师于道泉不仅会13种语言，而且奇闻轶事多多：他读过哲学著作，也研究过鬼神；了解过"无土栽培法"，也知晓现代数字计算机。

　　季羡林在《老友于道泉》一文里说："我们平常赞美一个人，说他'淡泊名利'，这已经是很高的赞誉了。然而放在于道泉先生身上，这是远远不够的。他早已超越了'淡泊名利'的境界，依我看，他是根本不知道，或者没有意识到，世界上还有'名利'二字。"

1992 年 4 月 12 日，于道泉先生因心力衰竭而去世，终年 91 岁。

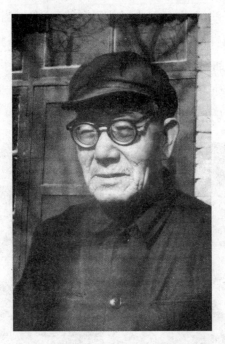

1982 年，于道泉摄于中央民族学院宿舍楼前

（原载 2010 年 6 月 12 日《齐鲁晚报》"青未了"副刊，作者李耀曦，有改动）

湖山岁月　写家春秋

——老舍在齐鲁大学（上）

齐鲁大学风靡新文学

中华民国二十九年（1930 年）仲夏七月，刚刚由英伦三岛归来的老舍回到阔别六年之久的故乡北京仅仅住了三个月，便即刻启程南下，应邀来到济南，执教于齐鲁大学。

济南齐鲁大学旧址现为山东大学西校区。当年的齐鲁大学坐落于老济南外城南圩子门外，校园阔大幽邃，树木葱茏，洋楼参差，十分典雅漂亮，被老舍称为"非正式的公园"。这座投巨资兴建于 1917 年的大学由美、英、加三国基督教会共同创办，是中国 14 所教会大学中历史最悠久者之一。当时的齐鲁大学有"华北第一学府"之称，与燕京大学并称为"北燕南齐"。

在各方压力下，20 世纪 30 年代初，齐鲁大学加快了它"更加中国化"的改革图新步伐。当时齐鲁大学面临的主要压力是必须在国民政府教育部重新登记注册（北洋政府时未曾注册），否则毕业生学历在社会上不被承认，也就无法就业。登记注册的必备条件是：一、校长必须由中国人担任；二、校董事会外国人不得超过三分之一；三、信仰自由，不得开设宗教课程；四、综合性大学需有三个以上的独立学院方可。于是，齐鲁大学请来原南京国民政府教育部次长朱经农为校长，将神学院独立了出去（加了一道围墙与校园隔开），把医科和文理科分为医学院、文学院、理学院三个独立学院，由林济青出任文理学院院长。林济青为了加强相对薄弱的文理学院的师资力量，从哈佛-燕京学社申请到了一大笔经费，购置了大批图书，成立了齐鲁大学国学研究所，并从北京请文化名人前来齐鲁大学文理学院任教。

新文学作家舒庆春——老舍先生正是在这一大背景下，与另外五位中国文化名人郝立权、余天庥、陈祖炳、谢惠、王长平一起被邀请到济南来的。这六位京城学界名人的到来实现了齐鲁大学革故鼎新的“改朝换代”，他们来后均担任了文理学院系主任等学术要职：郝立权出任文学院国文系主任，王长平出任教育系主任，陈祖炳出任理学院物理系主任，谢惠出任化学系主任，老舍则被聘为齐鲁大学国学研究所文学主任，并兼任齐鲁大学学术期刊《齐鲁大学月刊》的编辑部主任。

当年文理学院的几位系主任，如今我们仅知如下信息：郝立权先生，字昺衡，江苏盐城人，毕业于北京大学国文系，章太炎再传弟子，刘师培弟子，曾任厦门大学文学院院长，与鲁迅是同事，后执教于中央大学、齐鲁大学等，中华人民共和国成立后为上海华东大学教授，后在资料室做资料员。陈祖炳先生，湖北江陵人，1925 年留学德国柏林大学研习原子物理，曾受业于著名科学家爱因斯坦，获物理学博士学位，后任西北大学物理系主任。王长平先生，山东泰安人，生于基督教家庭，毛泽东在湖南长沙第一师范就读时的老师，1909 年考取清华大学，留学美国密歇根大学教育系，历任湖南第一师范、雅礼大学、南京金陵大学、河北大学、北京大学、齐鲁大学等校教授。余天庥、谢惠两先生的情况不详。

携西方人文自由思想归来的老舍，为济南齐鲁大学吹入了一股清新之风。作为“新文学教授”的老舍，在文学院开设了四五门课程。据当年齐鲁大学国文系 1933 级学生张昆河先生回忆，既有国文系大一的“文学概论”和“文艺批评”，也有大二的“小说作法”，还给三年级开了选修课“但丁研究”和“莎士比亚研究”。这些课程的讲义都是老舍自己编写的。老舍先生讲课基本不看讲义，也很少用手势，他操一口京腔，冷面妙语，纵横跌宕，颇有融古今中外于一炉的味道，大受青年学子们的欢迎。

在齐鲁大学历史上开讲“新文学”，老舍是开天辟地的第一人。老舍的新文学课“吹皱一池春水”曾轰动了全校。除了国文系本班学生外，许多其他院系的学生也纷纷跑来旁听。老舍“我的创作经验”之公开演讲发表时，当时柏根楼阶梯大教室里坐满了学生，连窗外楼道上都挤得水泄不通，这在原本学生人数很少（总共不过四五百人）的齐鲁大学可谓创下了历史奇观。

当时，林语堂在上海连续创办了《论语》《人间世》和《宇宙风》三本小品文杂志。大倡幽默的林语堂引老舍为同调，聘其为长期撰稿人。老舍在这三本杂志上发表了不少文章，并有"《论语》八仙之铁拐李"之称。张昆河老先生回忆说："当时，无论是《齐鲁大学月刊》《现代》杂志，还是林语堂主办的《论语》半月刊等，只要一有先生的文章登出，都会在一些爱好文学的学生中引起一阵骚动，大家争相传阅，先睹为快。"

那时老舍还经常应邀到济南师范、济南一中、齐鲁中学、正谊中学各校以及基督教青年会、韩复榘办的"进德会"等处发表演讲，受到了师生和民众的热烈欢迎。可见，老舍先生不仅给齐鲁大学带来了新文学之风，也把这股清新之风吹到了济南社会上。

红楼绝唱《大明湖》

1930年，老舍来济南执教齐鲁大学时才31岁，尚未结婚，是个单身汉。当时齐鲁大学文理学院的中国籍单身教员都住在齐鲁大学老办公楼的二层。该楼二层右侧是院长、教务主任办公室，左侧为单身教员宿舍。老舍因来得晚，便住了最西头一间。老舍所住的这个房间实为全楼西南角，从这里推窗南望，可以远眺梵宇点点的千佛山，近观红楼错落、教堂突兀、绿树若云的齐鲁大学校园，楼下槐荫夹道，碧草如茵，环境优雅，宛若世外桃源，是一处写作的好地方。老舍就是在这个房间里开始了他到济南后的文学创作。

老舍开笔就写了一部长篇小说，这第一部长篇即名《大明湖》。一片风月、千古神韵的大明湖，是老济南一张用泉水写成的文化名片。晚清刘鹗到济南，就首先看到了这张文化名片。他写大明湖"佛山倒影"和"明湖居"黑妞白妞说书，成为其小说《老残游记》里的神来之笔。民国时期，老舍到济南后也一下子抓住了这张文化名片，他所写的《大明湖》亦为湖畔女子烟柳风月，但并非昔日"明湖湖边美人绝调"如何绕梁三日余音不绝，而是国事日微、内忧外患，生活在大明湖畔的贫苦妇女如何沦为依门卖笑娼妓的悲情故事。因为老舍到济南来的前一年，济南发生了震惊中外的"五三惨案"，当年济南府城墙下南起顺河街，北至大明湖南岸一带，正是遭受日寇烧杀、炮火毁坏最为严重的地区。老舍初到济南时，抬头仍可望见残破的城楼上还挂着"勿忘国耻"的白布标语。老舍走访调查了半年，决心要以"五三惨案"为背景，写出时代大动荡下的济南社会众生相。

长篇小说《大明湖》是老舍于 1931 年暑假期间完成的。写完后，他把手稿寄给了好友郑振铎，《小说月报》也发了预告：将于 1932 年新年特大号刊出。然而，岂料未待面世，书稿便焚毁于上海"一二·八"事变时日军进攻闸北的炮火之中！老舍说是"抬头见喜"了，从此，这部原本会令济南人倍感亲切的长篇小说《大明湖》便成了一个永远的遗憾。

据老舍本人自述，读过这部小说原稿的仅有两个人：一是商务印书馆编辑徐调孚，另一位便是老舍在齐鲁大学的同事、好友兼邻居"西山兄"。西山兄即张维华，字西山，1952 年齐鲁大学撤销后调入山东大学，任山大历史系教授。20 世纪 80 年代初，已是八旬老翁的"西山兄"感慨万端地回忆起了那段早年往事：

> 民国十九年（1930 年）夏天，我从燕京大学哈佛研究所进修完后，又回到齐鲁大学教书，恰巧这时老舍也应校长兼文理学院院长林济青的邀请来到齐鲁大学。从那时起，我们俩就毗邻而居，在齐鲁大学文理学院办公楼第二层的西头，他住南间，我住北间。当时我们都是单身汉，都还年轻，虽然他搞文学我弄历史，但由于年龄相仿（老舍比我长三岁），又都出身贫寒，因而言谈投契，交往甚多，是有过从。

张先生回忆说，那时每写完一章，老舍就朗读给他听，请西山兄提出高见。写完后还请他又看了一遍，才寄出去的。但具体情节，时至今日，张维华已记不清了。1981 年上海"补白大王"郑逸梅老先生又在《书报话旧》中透露出一个惊人消息：《小说月报》第 23 卷新年特大号在"一二·八"前夕刚好装订出一本清样，及时送给了徐调孚先生，并未葬身火海，真乃海内孤本！但老舍之子舒乙得讯后，经多方探寻却一无所获，那本"海内孤本"至今下落不明。

然而可庆幸的是，当年老舍从《大明湖》中抽出最精彩的片段，又写成了一部中篇小说《月牙儿》和一部短篇小说《黑白李》。《黑白李》里洋车夫"王五"的形象发展成了后来的"骆驼祥子"。《月牙儿》与后来的《微神》《阳光》构成了老舍的"女性三部曲"。

《骆驼祥子》和《月牙儿》都是老舍的代表作之一。近年来,这几篇小说不断被改编搬上银幕,但人们却很少知道,它们里面都有《大明湖》的影子。

湖畔泉边乐安居

爸笑妈随女扯书,一家三口乐安居。

济南山水充名士,篮里猫球盆里鱼。

这是当年老舍题在一张"全家福"照片背面的打油诗,全诗的语调是欢快的,充满了温馨和欢乐。老舍先生当年所住的小院里种满了花草,夏秋之际姹紫嫣红一片,草木虫鱼无所不备。老舍给他那只可爱的小猫起名叫"猫球",此即所谓"济南山水充名士,篮里猫球盆里鱼"。

照片并诗发表在 1934 年 9 月 16 日《论语》半月刊第 49 期上。1931 年 7 月 28 日,老舍回北平,与北师大毕业生胡絜青女士结婚,婚后夫妇返回济南,在校外南新街赁屋而居,租下了原 54 号这座小四合院。1933 年 9 月 5 日,老舍夫妇的长女即出生于此,老舍为之取名"舒济"。在济南,老舍创作了四部长篇小说《大明湖》《猫城记》《离婚》《牛天赐传》,一部短篇小说集《赶集》和一部《老舍幽默诗文集》。除《大明湖》外,其余作品皆写于这座小院。据老舍夫人胡絜青回忆,当年小院里有一株不算小的紫丁香和一大缸荷花,还有一眼石栏小泉井。每天早晚,老舍都要从小井里打上点水来浇浇花。平时写累了,头昏脑涨时,也常从北屋西书房里踱出来,在小院里转转,顺便侍弄侍弄花草,或逗弄一下"猫球",陪小女儿舒济一起玩玩。

老舍当年在《夏之一周间》《一天》等文章里记述了在这座小院里的生活。他一天的生活很有规律,一般是早晨六点半起床,七点至九点写作,九点后写信,中午睡一大觉,下午备课弄讲义,晚饭后到齐鲁大学花园去散步半个钟头。但老舍是"教员兼写家,或写家兼教员",平时要上课,没多少宽裕时间。写作,尤其是写长篇小说主要得靠寒暑假,特别是暑期长假,而此时正是济南的三伏大热天。

济南的夏天很热，那时没有电扇，就更觉热得邪乎。于是，习惯于早起写作的老舍就只好"赤膊上阵"，头缠湿巾，腕垫吸墨纸，右手执"金不换"小楷毛笔，左手可劲儿地摇大蒲扇。即使如此，仍汗流浃背或汗流如注。老舍在《我怎样写牛天赐传》里，用巧妙的笔触描写了这种"文学与出汗"的关系："那就是我'避暑床下'的那一回，早晨一睁眼，屋里——是屋里——就九十多度（华氏）！小孩拒绝吃奶，专门号哭；大人不肯吃饭，立志喝水！可是我得赶文章，昏昏忽忽，半睡半醒，左手挥扇与打苍蝇，右手握笔疾书，汗顺着指背流到纸上。写累了，想走一走，但不敢出去，院里的墙能把人身炙得像烤叉肉。"

老舍还说："我是立志'与酷暑和小说拼了命'的。"结果呢？"虽没战胜文艺，可打败了暑热。"自称"文牛"的老舍，就是这样蘸着艰辛和汗水，写出那些杰作来的。

舍南舍北皆朋友

当年老舍先生位于南新街上的旧居距离齐鲁大学校园很近，出门南行不足百米，跨出南圩子墙"新建门"，迎面就是齐鲁大学的"校友门"。南新街依泉面山，闹中取静。坐在 54 号小院里，白天抬头可以望见千佛山，夜晚可以听到街北趵突泉传来的水声。老舍寓居于此，不仅山水乐安居，而且舍南舍北皆朋友。54 号小院的北邻是 56 号大院，花园洋房里住着被称作"甲骨学西方第一人"的外国人明义士教授。明义士既是老舍南新街上的邻居，也是老舍在齐鲁大学的同仁。据称，当年明氏客厅书架上就摆着老舍亲笔签名的小说《离婚》，明氏把它恭而敬之地摆在书架显眼处。

不过，老舍当年喜迁新居时，首先登门拜访，向这对新婚夫妇表示祝贺的，则是当时济南省立一中的两位青年教师：桑子中先生和赵同芳女士。桑先生是赵女士带来的。英语教员赵同芳毕业于北师大，与老舍夫人胡絜青是大学同窗、闺中密友。美术教员桑子中久闻老舍大名，送老舍一幅自作油画《大明湖之秋》作为贺礼。老舍对这幅《大明湖之秋》十分喜欢，后来就一直挂在自己书房的墙上,并与桑子中成了好朋友。

当时,桑子中于课余时间在大明湖铁公祠内创办了"海岱美术馆",并为《山东民国日报》社主编了《海岱画刊》,每周一张随报附送,老舍还应邀为之写了《〈海岱画刊〉发刊词》。1934 年 5 月,桑子中把几年所积累的写生画稿筛选出来准备出版一本画集,老舍又慨然应允为之撰写了《〈桑子中画集〉序》。

南新街西临上新街,上新街北口饮虎池街 12 号住着老舍的两位书画界好友:关松坪和关友声。关松坪是兄,原名关际泰,字松坪;关友声是弟,原名关际颐,字友声,均为山东画界知名画家。1931 年,关友声在齐鲁大学国学研究所从事古籍整理工作,与老舍大概就是那时认识的。由于老舍自幼喜爱书画,加之两家相距很近,因此老舍一有空暇便常去关家拜访,或看其挥笔作画,或与其下棋对弈。老舍曾经这样说过:"我对绘画本是外行,近来略懂得一二,还是从他们兄弟得来的。"(《介绍两位画家》)1933 年,老舍为关友声的画作赋诗《题谭思斋》七律一首,并对关友声的绘画艺术评价甚高。1934 年,《关友声画集》出版,老舍为之撰写了《〈关友声画集〉序言》。

齐鲁大学同仁中,老舍也有几位好友。长篇小说《大明湖》的第一读者、文学院的"西山兄"不必说了,还有医学院的一位生死至交——侯宝璋。侯宝璋(1893~1967),字又我,祖籍安徽凤台,中国著名病理学家,是为数不多的上了李约瑟《中国科学技术史》序言的人物。抗战中,老舍在重庆北碚,侯宝璋也随齐鲁大学入川,在成都华西坝。老舍随冯玉祥到成都,就住在侯教授家,睡在他的一张折叠床上。

1949 年,老舍由美国归来,先是乘船到香港,在侯宝璋家里住了近一个月,然后才抵达天津港。老舍回国后,其作品在美国出版事宜的信函、汇款也均是从美国寄给身在香港大学的侯宝璋,再由他转给身在北京的老舍的,足见他们二人交情信任之深。

(原载 2011 年 2 月 28 日《齐鲁医院报》专版,作者李耀曦,有改动)

湖山岁月　写家春秋

——老舍在齐鲁大学（中）

生死至交侯宝璋

在老舍的齐鲁大学同仁中，侯宝璋不仅与其是挚友，为患难之交，也是齐鲁大学历史上一位举足轻重的人物，在此有必要多说几句，略作一专门介绍。

1920年，侯宝璋毕业于齐鲁大学医学院并留校工作，后被保送至美国哥伦比亚大学与德国柏林大学深造。1932年，《齐鲁大学月刊》更名为《齐鲁大学季刊》，侯宝璋与老舍同为六编委之一，他们的熟识和成为好友大概就是从这时开始的。

侯宝璋曾先后任齐鲁大学医学院病理学教授、系主任，齐鲁大学医学院代院长等职，抗战胜利后，侯宝璋应邀访美，1948年去了香港，担任香港大学医学院病理学教授、系主任，代院长。侯宝璋学贯中西、博学多才，不仅是一位著名的病理学家和医学教育家，还是一位文理兼通的国学家。在齐鲁大学期间，他与文学院诸教授如老舍、顾颉刚、钱穆、吴金鼎、商承祚等人时相过从，谈诗论文，杯酒唱和。

抗战期间，齐鲁大学内迁四川成都华西坝，当时南京金陵大学、金陵女子文理学院、北平燕京大学和山东齐鲁大学均在华西坝协和大学校园内上课，史称"协和五大学"。五大学之间，教师互通有无。侯宝璋时为齐鲁大学医学院代院长，一次临近下课之前，侯教授兴致所至，向学生们口占一上联，请大家有闲时应对，其上联曰：

金南大，金女大，男大当婚，女大当嫁，齐鲁大学非偶。

当时不少学生、教员应对，均不理想，后来被《新民报》记者披露公开征对，世人纷纷投书报社，成为一时的新闻佳话。其中，唯有蓉城一职员所撰应对下联甚妙，其下联曰：

> 市一小，市二小，一小在南，二小在北，两小无猜。

当年老舍流亡到四川，在重庆北碚中华抗敌协会。侯宝璋入川，先在重庆，后迁到成都。老舍初到重庆，就住在侯宝璋家里，睡在一张折叠床上。台静农在《我与老舍与酒》一文中曾写道："我第二年秋入川，寄居白沙镇，老舍兄是什么时候到重庆的，我不知道，但不久接他来信，要我出席鲁迅先生二周年祭报告，当我到了重庆的晚上，适逢一位病理学者拿了一瓶道地的茅台酒；我们三个人在×市酒家喝了。"这位"病理学者"即侯宝璋。后来有一次，老舍随冯玉祥去成都，也住在侯宝璋家里。老舍在《青蓉略记》一文中曾写道：

> 看书：在蓉，住在老友侯宝璋大夫家里。虽是大夫，他却极喜爱字画。有几块闲钱，他便去买破的字画；这样，慢慢地他已收集了不少四川先贤的手迹。这样，他也就与西玉龙街一带的古玩铺及旧书店都熟了。他带我去游玩，总是到这些旧纸堆中来。

后来老舍曾赠侯诗一首："余钱买字画，斗室傲云烟。心悦为珍品，神游乐自然。"并题曰"唯我与兄有同嗜，余钱辄换字画，悦心则取，不以真伪年代多自萦绕"。

1949年，老舍由美国归来，先是乘船到香港，在侯宝璋家里住了近一个月，然后才抵达天津港。老舍回国后，其作品在美国出版事宜的信函、汇款也均是从美国寄给身在香港大学的侯宝璋，再由他转给身在北京的老舍。

1952年，侯宝璋将次子侯健存由香港大学送回内地工作。1962年，中国的经济发生了严重困难，侯宝璋携带一批先进的科研仪器设备由香港回到北京，并带回了多年收集的珍贵实验标本及数百份图片资料，周恩来总理亲自出面迎接，并高度赞扬了其爱国精神。后来，由侯宝璋一手建立起了当时国内最先进的分子病理学实验室。1963年，老舍夫妇应侯宝璋之邀主持了侯建存的婚礼。

侯宝璋于1967年"文革"中去世。20世纪90年代末，笔者曾于北京阜成门外大水车胡同侯宅采访过侯宝璋之子侯健存先生。侯宅是一座保存完好、十分讲究的四合院，据说就是当年周恩来总理代表国务院赠送给侯宝璋先生居住的，那时已年逾七旬的侯健存老先生仍在中央医学研究院上班。

少年诤友李长之

1932～1934年这三年间，老舍利用暑假埋头创作，陆续有《猫城记》《离婚》和《牛天赐传》三部长篇小说问世，其中《离婚》是老舍的长篇小说走向成熟的标志，也是他自己最满意的作品。而最先大胆评论这几部作品的，却是一位济南的年轻人——李长之。

说"年轻"是因为当时老舍已35岁，而李长之才23岁，还在清华大学读书。但李长之虽是个学生，却已兼任了北平《文学季刊》编委和天津《益世报》副刊编辑。谓其"大胆"，是因为这个毛头小伙子有一说一，有二说二，哪个大家他都敢评；最出名的就是其书评专著《鲁迅批判》。

李长之（1910～1978），原名李长治、李长植，济南人，祖籍山东利津，北师大教授，著名学者、诗人、文学评论家。李长之首先是个天才评论家，他涉猎极其广泛，古今中外作家、经典文学名著，几乎无所不评。他的文学评论贴近作品、鞭辟入里，既不故弄玄虚，也绝不瞎吹乱捧，常有个人独特之见，发他人之所未发。

李长之评老舍《离婚》的文章发表在1934年1月1日《文学季刊》创刊号上，评《猫城记》的文章发表在1934年11月《国闻周报》第11卷第2期上。关于这两篇评论的具体内容，在此就不多说了。四十多年后的1978年，李长之回忆道，当时老舍给他回信说："你批评一个人演关公，就只问他演关公怎么样，不责备他演张飞。只是一些琐屑之处，可以去掉。"这既是肯定，也是反批评。可见，这件事在双方心里都有很深的印象。

李长之还回忆说："我看过《牛天赐传》（原稿），在济南。"那时李长之正在写文章痛击王云五（上海商务印书馆老板），老舍给他回信鼓励说"与王老板大战,真如赵子龙,浑身是胆"。

更有意思的是,当时李长之还曾在家里请老舍吃过一次饭,并拉来他的一位发小兼大学同窗作陪,这人就是季羡林。当时在清华大学,李长之、吴祖缃、林庚、季羡林四人结成了一个文学小团体,经常在一起高谈阔论,指点江山,臧否人物,挥斥方遒,"粪土"当时的许多文学家,被后人称为"清华四剑客"。

60多年后,"四剑客"之一的季羡林回忆说:

> 有一年暑假,他(李长之)告诉我,他要在家里请老舍吃饭,要我作陪。在旧社会,大学教授架子一般都非常大,他们与大学生之间宛然是两个阶级。要我陪大学教授吃饭,我真有点受宠若惊。及至见到老舍先生,他却全然不是我心目中的那种大学教授。他谈吐自然,蔼然可亲,一点架子也没有,特别是他那一口地道的京腔,铿锵有致,听他说话,简直就是像是听音乐,是一种享受。从那以后,我们就算是认识了。
> (季羡林《我记忆中的老舍先生》)

那么,这顿饭究竟是在哪里吃的呢? 具体地点现已很难确定,但山东教育家王祝晨之子王恒先生告诉笔者说,不是南门南马道街就是后宰门菜园子街,二者必居其一,因为当年李长之曾先后家居于此。

据老舍自述,抗战期间,在重庆北碚,老舍与李长之、陈望道、马宗融、梁实秋等人还经常在一起喝点小酒,聊聊天,关系甚为融洽。

洋邻同仁明义士

老舍在齐鲁大学的外国朋友明义士也颇值得记上一笔。老舍与明义士既是同住南新街门挨门的邻居,也是齐鲁大学国学研究所的同仁。更有意思的是,后来明义士移居齐鲁大学长柏路1号楼,老舍在1937年重返齐鲁大学后则住长柏路2号楼,又成了邻居,只是那时明义士回国休假,没能再返回。

明义士汉字"子宜",加拿大籍,英国皇家考古学会会员,齐鲁大学国学研究所外籍教授,在齐鲁大学专门教授人类考古学与中国甲骨文,其助手是后来的甲骨学名家曾毅公先生。明义士曾任齐鲁大学国学研究所考古学主任，中国考古学之父李济誉其为"甲骨学西方第一人"。明义士是 1932 年从北京"华北联合语言学校"被聘到齐鲁大学来的。

1935 年秋，明义士曾于齐鲁大学柏根楼（今山东大学西校区三号教学楼）333 大阶梯教室举办过一次题为《商代甲骨文与商代文化》的公开讲演，听讲者为齐鲁大学欧美教师和驻济教会人员。演讲中，明义士用纯熟地道的汉语洋洋洒洒地讲了两个半小时。他以赞美不已的语调，对甲骨文上可考证的商代军事、政治、经济及文化、艺术进行了精彩的描述。当讲到商代的冶炼、雕铸工艺时，他还出示了几件极精美的青铜铭器和一方与甲骨文同时出土的长方形青石砚，砚凹里还残留着已凝固的朱砂。听众席上的欧美外籍人士听闻明义士的这番不啻是石破天惊的演讲，又见到了如此精美的实物例证，无不啧啧颔首，连连称奇，报以诚挚的掌声。

经过多年的苦心搜集和收购，明义士收藏了大量出土甲骨和商代器物，其专著有《殷墟卜辞》《甲骨研究》《柏根氏旧藏甲骨文字》《殷墟卜辞后编》等，分别发表于齐鲁大学《国学汇编》和《齐鲁大学季刊》上。明义士在甲骨文的辨伪、释文、断代、地名考证等诸多方面均有建树，做了不少先驱性和开拓性的工作，有些见解甚至是"甲骨四堂"等几位大家都不及的。

明义士初来中国时，原为河南安阳地区的一名传教牧师。安阳小屯村为殷墟甲骨的出土地，所谓"近水楼台先得月"，据说自 1923～1928 年这 5 年间，附近村民挖掘出的甲骨均悉数为明氏所购得。明义士自称在安阳的十余年间，共购得甲骨 5 万片以上。由于明氏终日与甲骨为伴，痴迷得很，故当时齐鲁大学其他外籍教师便给他起了一个绰号"老骨头"（Old bones），并经常在背后戏称之。这个绰号后来还被传到了英、美、加，为这些国家的博物馆工作人员和甲骨文研究者所熟知。

"老骨头"明义士与老舍在南新街做邻居那会儿，住 56 号花园洋房，是一座独门独院的二层小洋楼。那时，齐鲁大学国文系张昆河等三名学生选修明义士的甲骨文课，常去家访请教。据张昆河先生后来在文章中回忆，明氏书房的书架上除了铭器、古籍、外文洋装书以外，还有一本老舍亲笔题赠的长篇小说《离婚》，被明氏恭而敬之地摆在显眼处。

明义士的夫人名叫安妮，会说汉语，而且说得不错。与平日不苟言笑的明氏大不一样，安妮夫人性格开朗，有时还会用中国话与前来造访的齐鲁大学学生开点玩笑。明氏夫妇育有二女一子，儿子最小，名阿瑟，明义士为之取汉名"明明德"。数十年后，这位阿瑟·明明德先生曾出任加拿大驻华大使。明氏夫妇的三个孩子由一位身材较胖的中年保姆照料，那位胖保姆是他们从河南安阳带来的，会说一口流利的英语，但却是个文盲，并不识英文。

1936年6月20日，明义士告别齐鲁大学回国休假一年，不想此一去即成永别，始终未能再回中国。1952年齐鲁大学撤销前夕，明氏遗留在校内的大批文物被发现，共140箱，计29457件，其中有甲骨8080片，这些文物后归山东省博物馆收藏。1999年6月，明义士之子明明德先生重访山东，将明氏生前所收集的三大箱中国考古学研究资料（金石拓片，图书，明氏日记、信件、手稿等）捐赠给了山东大学。

曲山艺海铸文魂

当年老舍不仅是齐鲁大学的新文学教授，也是济南名士、社会闻人，经常被各机关学校邀请去演讲。老舍的演讲精彩幽默，每每爆笑全场，"粉丝"颇多。因此，名人老舍也成了各家大小报纸竞相报道的对象，时有花边新闻刊出。

1937年3月2日，济南《中报》上就登出一篇"花边新闻"类小文章，题目叫《老舍的老师是济南两个说相声的》，文章的开头这样写道：

> 说到老舍学幽默小说的地方和老师，是很有趣的。在济南住过的人都知道济南的趵突泉边有个劝业场，那里边有两个'说相声'的，叫吴景春、吴景松，'相声'很有名，生意交关好！老舍是他们的好主顾，差不多每天必到。老舍就从他们那里学得一些使听众喜乐的技巧，一些俏皮话，在上流社会里吴景春兄弟是没有什么艺术价值可说的，可是这些玩意儿到了大学教授老舍笔底下，群龙活跃，使读者笑一阵，可就有了艺术价值了……

　　吴景春、吴景松何许人也？据闻都是济南相声界大名鼎鼎的老前辈。吴景春早年拜师京城"相声八德"之首的裕德隆，其技艺全面，尤善说"文哏"相声，平时文质彬彬，含蓄文雅。吴景松又名吴焕文，是吴景春之弟，师承济南相声名家崔金林，他读过几年私塾，既能写文章，也能自己编创段子。

　　原来，当年老舍从他居住的南新街 54 号小院出来，沿小胡同向北走不多远，右前方便是号称"天下第一泉"的趵突泉，左边即是新建不久的劝业场。当时这两个地界儿都是闹市场，趵突泉内吕祖殿前，有好几家女艺人唱大鼓书的亭阁茶社，而劝业场内的西南角也有好几家说书棚，既有评书也有西河大鼓。

　　当年吴氏兄弟就与崔金林等五六名相声艺人在劝业场露天撂地卖艺，说济南相声。除了相声，还有唱"武老二"（一种山东民间说唱艺术）的。当时高元钧从河南流浪卖艺至济，便在劝业场既说"武老二"，也和其兄高元才与吴氏兄弟一起搭班同穴说相声。那时唱"武老二"的带有"荤口"，说相声的也多是"臭春"（荤话），因此一般自觉有些社会身份的人物是既不愿也大不敢朝这些场所凑合的。

　　然而，令齐鲁大学国文系的学生们瞠目结舌的是，在这两处斯文君子不屑一顾的场所，竟然都不断发现了大名鼎鼎的老舍先生的身影！好几次是有人透过茶社的玻璃窗子，恰巧瞅见老舍先生正端坐在茶桌旁，津津有味地听大鼓书。更稀罕的是，还有人亲眼看见在大冬天的劝业场，穿棉袍的老舍先生袖手坐在一条破板凳上，听撂地艺人斜披衣衫光一只膀子，连唱带打地说"武老二"！由于天气太冷，周围没几个人，唯老舍先生是最忠实之听众也。

　　于是，这些年轻学子们就不但在"小说和作法"课堂上认识了一位冷面妙语、纵横跌宕、融古今中外于一炉的业课教授舒庆春先生，还在国文系师生聚会上见识了这位舒先生地道的戏剧清唱和笑倒全场的单口相声。而且，也多少晓得了这位被林语堂封为《论语》八仙的舒先生何以说、学、逗、唱皆擅，精通"十八般武艺"了。

（原载 2011 年 3 月 15 日《齐鲁医院报》专刊，作者李耀曦，有改动）

湖山岁月　写家春秋

——老舍在齐鲁大学（下）

武术师与《断魂枪》

更有意思的是，当年济南《中报》上那篇名为《老舍的老师是济南两个说相声的》的文章中，在结尾处还有这么一段：

> 在济南的时候，他跟着练国术的走江湖朋友很认真地学过很久摸鱼式似的太极拳。在作家里边，学过太极拳的恐怕没有第二个吧？……

由此可见，老舍的"十八般武艺"不仅有说、学、逗、唱，还有太极拳术。要知道，老舍早年是练过一些拳脚功夫的。刚从英国回来那会儿，他住在好友白涤洲家里，北平一家小报记者陈逸飞前去采访，便看到老舍正在院子里打昆仑六合拳。

作为穷旗人出身的老舍，打小就有一个"剑侠情结"。少年时老舍就曾跑到天桥，钻茶馆，进书场，听相声评书大鼓词，迷恋剑侠公案，一度很想当飞檐走壁、除暴安良的侠客。"有一阵很想当黄天霸。每逢四顾无人，便掏出瓦块或碎砖，回头轻喊：'看镖！'有一天，把醋瓶也这样出了手，几乎挨了顿打。这是听《五女七贞》的结果"（老舍《习惯》）。老舍的第一本铅印作品不是小说，而是《剑术》。不过，老舍在北平那会儿还很年轻，只能算是"初学乍练"，这些年到了济南，那就得说是"进修深造"了。

那么，这位"练国术的走江湖朋友"又是哪位高人呢？今已知此人名叫马永奎。马永奎（1893～1982），字子元，自幼习武，后入山东冠县人杨洪修门下，得杨氏查拳真传，其枪术尤为超群，有"山东一杆枪"之美誉。据云，马子元当年曾开过镖局，做镖头走镖闯荡江湖多年，当时正在济南普利门外馆驿街佛照寺开国术馆（山东国术馆第四分社），授徒甚众，是当时济南一位很有名的回族武术拳师。

老舍由于长期伏案写作，患了严重的腰腿痛。经一位武术行家朋友、东鲁中学国文教员陶子谦推荐，老舍即跟着这位回民武术家马先生学打查拳。当时马子元家住西青龙街陈家胡同，与老舍所住的南新街相距不远，马先生便每天亲自上门传授。

老舍多年前还得过一场伤寒，落下了病根。1933 年春天，他旧病复发，当时病情来势凶猛，睡觉时甚至不敢翻身，走路得拄拐杖，上课只能坐着讲，真正是举步维艰了。关于当时狼狈之窘状，老舍曾在《论语》半月刊上写了一首名为《病中》的打油诗来自嘲，诗曰：

> 五月害背痛，六月患拉稀。
>
> 腹背皆受攻，抵抗誓长期。
>
> 国膏号虎骨，高贴与肩齐。
>
> 更服虎骨酒，眼赤汗淋漓。
>
> 俨然矮脚虎，虽瘦如柴鸡。
>
> 汗流膏欲走，油渍满袖衣。
>
> 幸能减芒刺，布衫何所惜。
>
> 病魔亦幽默，德谟克拉西。
>
> ……

老舍跟马先生学拳一年多，获益匪浅，不仅腰腿痛病大为减轻，基本活动无碍了，两人彼此也成了无话不谈的好朋友，老舍还听马子元讲了不少济南武术界的传奇人物和故事。

1934 年秋，老舍接了国立青岛大学校长赵太侔的聘书，欲告别齐鲁大学，离济赴青岛任教。为表示谢意，老舍以一把书画折扇相赠，折扇正面是老舍请好朋友关友声画的水墨山水，背面是老舍自己题的字，细述了跟马子元先生学拳术的过程。老舍的手书墨迹内容如下：

去夏患背痛，动转甚艰。勤于为文，竟日伏案，寔为病根。十年前曾习太极与剑术，以就食四方，遂复弃忘。及病发，谋之至友陶君子谦，谓：健身之术莫若勤于运动，而个人运动莫善于拳术。遂荐马子元先生，鲁之名家也。初习太极，以活腰脚；继以练步，重义谭腿、查拳、洪拳、六路短拳等，藉广趣味；兼及枪剑与对击，多外间鲜见之技。

一岁终，已得廿余套。每日晨起，自习半时许，体热汗下，食欲渐增，精神亦旺。子元先生教授有方，由浅入深，不求急效，亦弗客所长，良可感也。端阳又近矣，书扇以赠。书法向非所长，久乏练习，全无是处，藉示感激耳。

廿三年端（午）节前三日书奉

子元先生　正教　　舒舍予（印）

上面这把老舍墨迹折扇是 1992 年在上新街北口路西，一位名叫陈庆云的先生家中发现的。折扇一面是济南名画家关友声的一幅水墨山水，另一面是老舍带魏碑意味的恭笔隶书题扇文，陈庆云先生即是武师马子元的外甥。

当年老舍从马子元那里究竟听来了多少武林故事？如今我们已不得而知了。但我们知道，1934 年春天，也就是老舍学拳那会儿，曾答应上海《小说半月刊》为其写一部长篇剑侠小说，名叫《洋泾浜奇侠传》；其后他又答应《良友画报》的编辑赵家璧，写一部长篇剑侠小说《二拳师》。这两篇小说的内容都是写精通十八般武艺的镖客，写这些镖客们的英雄末路："帝国主义的火车和快枪，打破了那沉睡的东方大梦。时代不同了，武侠和大刀都得让位于手枪与大炮。"

后来老舍去青岛，《洋泾浜奇侠传》与《二拳师》大约都没再继续写下去。但在 1936 年，老舍却发表了短篇小说《断魂枪》。《断魂枪》里那位老镖客"神枪沙子龙"形象，无论从名字到绝活儿，明显都带有马子元的身影。老舍对自己的这篇剑侠小说也颇为得意，曾在国立山东大学他开的"小说作法"课上，多次作为典例向学生们讲解。

老舍本人始终有一种侠儒兼修的情怀。他对这位回民武术家的形象似乎始终念念不忘。1940 年到重庆后，他与宋之的合作，写了四幕抗战话剧《国家至上》，剧中塑造的主要人物之一是位"驰名冀鲁，识与不识咸师称之"的回民老拳师"张老师"，老舍曾明确地说："剧中的张老师是我在济南交往四五年的一位回民拳师的化身。"1946 年老舍到美国后，他又把这个武侠故事和人物形象加以演绎和扩充，写出了英文四幕话剧《五虎断魂枪》。

"不传！不传！"《五虎断魂枪》中拳师"沙子龙"的这句话，成了老舍的神来之笔。老舍的剑侠小说传到了大洋彼岸，《鼓书艺人》和《五虎断魂枪》也成了他在美国用英文写就的得意之作。

老舍小马归去来

1934 年秋，老舍向齐鲁大学递交辞呈之后，接替他而来的是青年剧作家马彦祥。当时老舍尚未离开济南，马彦祥曾专程到南新街登门拜访，此为两人初次见面，但一见如故，遂成忘年交，不仅是文友，也是酒友。不过，再次聚到一起喝酒要等到抗战时在武汉和陪都重庆了。马彦祥时年 27 岁，英俊潇洒，风度翩翩。因尚是单身汉，遂也住进了老舍此前曾住过的齐鲁大学文理学院办公楼二层单身宿舍。

马彦祥虽然年纪轻轻，但在话剧界已是颇有名声，已著有《戏剧概论》一书，还与洪深合译过《西线无战事》，并导演过《鸡鸣早看天》《雷雨》等名剧。马彦祥到齐鲁大学后，另开了"戏剧概论"和"文艺学"等新课程。

继老舍的"新文学"之后，剧作家马彦祥的翩然而至又给齐鲁大学校园注入了一股新文艺的春风。在马彦祥的倡议组织下，齐鲁大学学生话剧社宣告成立，文理两院学生纷纷报名，踊跃参加。1935 年秋夜，两台四幕话剧《梅罗香》与《赵阎王》分别在广智院和青年会礼堂公演，各连演五场。马彦祥不仅亲自登台饰演"赵阎王"，还从青岛大学搬来他的好朋友、名剧家洪深教授助阵，出任舞台监督。结果，两剧对外演出时场场爆满，轰动了整个济南。

不过，在闹了一场"话剧风波"之后，马彦祥也辞职不干了。"话剧风波"的原因是齐鲁大学忽令话剧停演，校方的理由是男女师生同台演出有恋爱之嫌，易受保守势力非议，于学校不利云云（实则是闻听马彦祥与演员白杨正在谈恋爱)。当时的文理学院代理院长谭天将校方禁令委婉相告,马彦祥听完后,立即愤然驳回,并当场提出辞职。虽经谭天代理院长再三解释、恳切挽留,但马彦祥去意已决,不复置辞,扭头而走。马彦祥离开齐鲁大学后,去了南京剧校。

为何由谭天代理文理学院院长呢?原来院长林济青也不干了。林济青在壮大齐鲁大学文理学院,实现其"改朝换代"上出了大力,但有人说他是奔着齐鲁大学校长的位子去的,并非安于其位不思进取。结果忙活了半天之后,校董事会又聘来个老校友"刘大炮"(刘世传)当校长,于是林济青也步老舍后尘去了青岛,在赵太侔辞职之后出任国立山东大学校长。

然而,更有意思的是,当由林济青来给老舍发聘书时,老舍并没接,而是一年后又重返济南齐鲁大学。其实说来也不奇怪,合意则留,违意则散,这正是当年民国文人们的行事方式之一。

齐大、山大两度缘

如今的青岛黄县路 12 号是老舍当年三座旧居中居住时间最长的一处。旅居青岛期间,老舍写出了名作《断魂枪》《骆驼祥子》《我这一辈子》等长短篇小说和《樱海集》《老牛破车》等集子。老舍还与洪深、王统照、王亚平、赵少侯、吴伯箫、臧克家等人搞了个《避暑录话》,每周一期,先是《民报》刊出,供不应求,后出单行本,送书店代售,也销路颇好。

不过,老舍虽在青岛待了两年多,而在山东大学授课其实只有一年,因为 1936 年山大又接连爆发"学潮",赵太侔也步杨振声之后尘"下野"而去了。

老舍来山大前后,学潮一直不断。国立山东大学此前被称为"国立青岛大学",因大闹学潮,校长杨振声被迫辞职,去了北平到清华大学任教务长。经过关门整顿后,学校重打旧招牌,改称"国立山东大学",教务长赵太侔接替杨振声出任校长。身为校务会成员的闻一多和梁实秋因在学潮中站在校方一边,故声望一落千丈,成为遭受攻击的众矢之的。当年,左派学生曾在校园内挂出大标语驱逐闻一多,还有人在黑板上画了一只乌龟和一只兔子,标题是"闻一多与梁实秋",旁边还配打油诗一首。当时闻一多曾指着黑板上的乌龟和兔子问梁实秋："哪一只是我?"梁实秋神态严肃地回答："任你选择。"言罢,二人相视苦笑。

1936 年 3 月,山大再起学潮,老舍不是校务会成员,相对超脱,态度不偏不倚。作为"中间派",老舍曾在校方与闹学潮的学生之间做过调停工作,但无济于事。当年的学生有人回忆说:"我记得那一天晚上,两派学生都挤在科学馆的礼堂里,听舒先生的一篇伟论。""他走上讲台,一开口就说:'这一次的事情,弄到今天的地步,可说是学校办教育的失败(大家肃然),但我听说你们要开火,吓得我三天不敢出来(大家哗然)。今天,你们都来了,这是一种好现象。现在有些问题,我们仍要讨论一下。你们接受意见,没事儿;不能接受,学校关门大吉。'"

学校没关门大吉,但是校长赵太侔却不得不辞职下台了。有人说,是因林济青来了老舍才走了,此前两人在齐鲁大学时有矛盾。其实非也,老舍实际上是与聘他前来的赵校长"共进退"(洪深和赵少侯也一同辞职),此后他就待在黄县路家里专做职业"写家"了。

然而,在 1937 年夏,青岛沦陷在即,此时老舍已无路可去,遂又接了齐鲁大学校长刘世传的聘书,携妻子儿女重返济南,再度执教于齐鲁大学。

八方风雨吊济南

1937 年 8 月 13 日,老舍由青岛重返济南,再次执教于齐鲁大学。但此时的济南人心惶惶,不少人开始流亡,学校已经无法上课。此间,他在山大的学生臧克家也返回故乡,途径济南时还到齐鲁大学校园看望过老舍。

不久之后,日军逼近黄河,兵临城下,韩复榘命军队炸毁津浦黄河大桥,准备弃城逃跑。1937 年 11 月 15 日晚,就在韩复榘投弹炸桥的爆炸声中,老舍下定决心,毅然决然地弃家独行,奔赴国难。他仅携一只小手提箱,怀揣50 块钱就出了门。当年冯玉祥曾写下一首打油诗,盛赞老舍此壮举:

老舍先生到武汉,提只提箱赴国难。

妻子儿女全不顾,蹈汤赴火为抗战!

……

不过,从齐鲁大学校园只身出走泉城,奔赴国难的老舍并没有忘记他四度春秋的"第二故乡"济南,那里有他割舍不下的弱妻幼子,带不走的书画文稿和交谊匪浅的莫逆好友。老舍抵达武汉后,住在汉口冯玉祥公馆,与老向(王象宸)、老何(何容)"三老"共办《抗到底》杂志。不久,他即在汉口《大公报》上连续发表了《三个月来的济南》《吊济南》《轰炸》《八方风雨》等多篇文章,以表达他对沦陷中的济南念念不忘,对济南朋友们的深切怀念。

尤值得一提的是,老舍在忙于编纂《抗到底》杂志的同时,还在动笔写一部以济南为背景的长篇小说《兑》,当时这部小说在《抗到底》上连载了十五章。而老舍另一部以济南为背景的长篇小说《文博士》(初名《选民》)则在未离开山东时就已经动笔,并在《论语》半月刊上连载了十六章。只可惜,无论是描写青年学生投身抗日救亡运动的《兑》,还是堪与钱锺书的《围城》相媲美的《文博士》,两部小说在各自发表了十五六万字后,均因时局动荡而没能完稿。

湖山故园未了情

故园风光依旧,世上几度沧桑。八十年弹指一挥间。如今的齐鲁大学校园中,康穆堂的钟声已经远去,新文学教授老舍也早已成为故人。但是,当年老舍执教过的齐鲁大学旧址仍在,爬满青藤的洋楼仍在,老舍居住过的南新街小院犹存,老舍与第二故乡济南的故事,已深深刻入这座文化名城的历史年轮,化作它城市文化的一部分,成为齐鲁大学与山大校史中的一个经典章节。

湖山无心伤往事,后人有情觅旧迹。在后人的追寻中,美妙的老故事常忆常新。近年来,不断有许多新的发现。其中,重要的发现之一是1946年老舍致赵太侔的佚信,信的全文如下:

太侔校长:

谢谢信!

莘田每于周末来此,俟再来时,当代达遵旨。唯他之北大职务并未辞去,关系所在,恐一时不易离职他就。

关于英文教师，当为莘田随时留意，代为介绍。

弟明春能否回国，尚未可知。拙著《四世同堂》若有被选译可能，则须再留一年，此书甚长，非短期间可能译毕者。即使来春可以回国，家小尚在北碚，弟亦不知如何处理。全家赴沪转青，路费大有可观，必感困难；独身赴青，家小仍留北碚，亦欠妥善。

来春若能回国，且能全家赴青。弟至多只愿教课数小时；文学院长责任过重，非弟所敢担任。聘书璧还，一切俟见面妥为商议。院务不便久弛，祈及早于故人中选聘，为祷！

闻仲纯兄亦在青，请代问好！

敬祝

时祺！

弟舒舍予拜

老舍的这封佚信中提到了三个人："太侔校长""莘田"和"仲纯兄"。

"太侔校长"即山大校长赵太侔。赵太侔当年曾两度出任山东大学校长，一次是"七七事变"前的 1932～1936 年，另一次是抗战胜利后的 1946～1949 年。这里提到的自然是后一次。"莘田"即罗常培（1899～1958），著名语言学家，字莘田，满族，北京人，与老舍是三年小学同学、半年中学同窗，"发小"和莫逆之交。抗战期间，罗常培在昆明任西南联大中文系主任，1944年应邀出访美国，此时老舍也正好在纽约，所以才有了信中所说的"莘田每于周末来此"。信末的"仲纯兄"即邓仲纯，名邓初，字仲纯，为"两弹元勋"邓稼先之伯父。邓仲纯早年在北大与陈独秀一起撒传单闹革命，老舍在青岛时邓仲纯曾任山东大学校医务室主任。

从这封佚信来看，此前赵太侔已致信老舍。虽然内情不详，但据此信可推知，内容大致有三：一是欲聘老舍为山东大学文学院院长，并已将文学院院长聘书随信寄上；二是也想聘请罗常培先生来山大任教，故转托老舍先生玉成其事；三是亦欲通过学界名人罗常培之推荐，为山大聘到高水平的英文教师。

据闻,当时应赵校长之聘到校的有朱光潜、游国恩、王统照、陆侃如、丁山、萧涤非、丁西林、童第周、朱树屏、杨宗翰等知名学人。可惜的是,唯有老舍在国外,此信中虽已应允可任中文系教授,但两年后老舍回国,情形已经大变,赵太侔的校长之职也已不再,山大终归未能与老舍先生再续前缘。

不过,当年绰号"刘大炮"的齐鲁大学校长刘世传曾不无吹嘘地说:"齐鲁大学是中国最老的大学,正如我的另一个母校哈佛大学是美国最老的大学一样!"刘世传在这里是把齐鲁大学的历史算到了其前身登州文会馆头上了,而如今山东大学的历史是以当年袁世凯创办的"山东大学堂"为前身的。但需要知道,当年的山东大学堂是以登州文会馆的教务长赫士为总教习,带着一帮文会馆的毕业生替袁世凯创办的。在这一点上,山东大学与齐鲁大学可谓是殊途而同归了。

(原载 2011 年 3 月 31 日《齐鲁医院报》专刊,作者李耀曦,有改动)

戏剧家马彦祥与齐鲁大学学生话剧社

在全面抗战爆发前的 20 世纪 30 年代，可谓是齐鲁大学的"新文学时代"，曾先后有三位新文学界的知名人物老舍、马彦祥和徐霞村来到齐鲁大学文学院教书。只可惜，马、徐二人执教时间都不长，其中青年戏剧家马彦祥不仅只教了短短一个学年，而且还闹出了一场"话剧风波"，最终结果是马彦祥拂袖而去，与齐鲁大学不欢而散。

1934 年夏，老舍离济赴青，接替老舍而来的则是一位"小马"：青年戏剧家马彦祥。之所以称其为"小马"，乃是因当时老舍 35 岁，而马彦祥年仅 27 岁。

刚刚辞去天津《益世报》的"语林"副刊主编之职，前来赴教的马彦祥于 1928 年毕业于上海复旦大学，乃故宫博物院院长、国学大师马衡之子。别看马彦祥年纪轻轻，却在话剧界已是颇有名声。他著有《戏剧概论》一书，还与洪深合译过《西线无战事》，并导演过《鸡鸣早看天》《雷雨》等名剧。到齐鲁大学后，马彦祥另开了"戏剧概论"和"文艺学"等新课程。

青年教师马彦祥不仅英俊潇洒，喜饰仪容，风度翩翩，而且态度随和，平易近人，很愿接近同学。因此，每逢课余时间，他所居住的齐鲁大学老办公楼二层单身宿舍常常学生满座，充斥着欢声笑语。如果说，当年老舍的到来曾在齐鲁大学校园内掀起了一股"新文学热"；那么，这位马戏剧家的翩然而至就又给

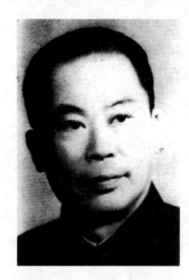

戏剧家马彦祥

齐鲁大学的校园里吹入了一股新文艺的春风。

1935 年春，在马彦祥的倡议组织下，齐鲁大学话剧社宣告成立，文、理两院学生纷纷报名，踊跃参加。马彦祥对学生们的话剧活动十分热心，不仅利用晚上的时间耐心讲解话剧原理和表演艺术，每周课余指导排练两次；而且从导演到舞台剧务，他无不亲自承当，至于翻印剧本、购置道具、制造布景等，则统统由他个人自掏腰包。

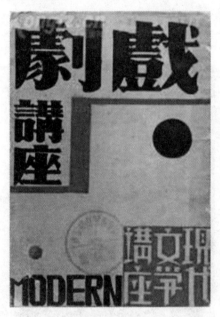

马彦祥《戏剧讲座》

学生话剧社开张伊始，选定了一场独幕话剧《父归》及两场四幕话剧《梅罗香》与《赵阎王》。《梅罗香》由国文系女生张彬云出演女主角，两个男主角由经济系的林威和物理系的李度分担；而《赵阎王》则由马彦祥亲自担任主演。

经过三个月的紧张排练筹备，齐鲁大学话剧社向社会公演。《梅罗香》在广智院礼堂上演，《赵阎王》在青年会礼堂上演，各连演五场。为打响头炮戏，马彦祥从青岛大学搬来了他的好朋友、名剧家洪深教授，洪于公演的前一天赶来助阵，出任舞台监督。《梅罗香》开演的头两天，马氏亲自登台，结果两剧演出场场爆满，轰动了济南。

　　齐鲁大学话剧社旗开得胜,马彦祥乘胜追击,不久即又排练了另一场四幕话剧《女店主》,女主角由女生翁玉华担任。不料,正当排练娴熟,即将公演之际,齐鲁大学校方却突然下令停演。

　　齐鲁大学校方的理由是:男女师生同台演出有恋爱之嫌,易受社会保守势力非议,于学校不利云云。当时的文理学院代理院长谭天将校方禁令委婉相告,马彦祥听完后,立即愤然驳回,并当场提出辞职。虽经谭天代院长再三解释和恳切挽留,但马彦祥去意已决,不复置辞,扭头而去。此后,马彦祥离开齐鲁大学,去了南京剧校。

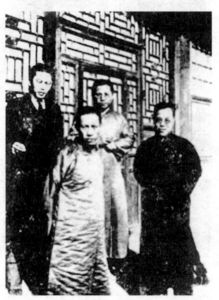

马彦祥在江安国立艺专

　　先有老舍拂袖而去,后有马彦祥愤而辞职。这事应作何理解呢?是齐鲁大学有眼不识"荆山玉",还是舒、马二位的脾气稍大了点?其实可以说:也是也不是。要知道,这就是那时的大学,这就是那时的学人。那个时代的学人是有一种自由主义知识分子的"坏脾气"的——所谓"自由思想,独立人格"是也,并非唯独舒、马二人如此。

(作者　李耀曦)

齐鲁医院

聂会东与齐鲁医学

2017 年,山东大学隆重举办了"齐鲁医学一百年庆祝活动","齐鲁医学"也作为一个专有名词被正式提出,并载入了中国现代医学的发展史册。所谓"齐鲁医学",就是指以齐鲁大学医科及其附属医院——现山东大学齐鲁医院为代表的山东现代医学。

西方现代医学传入我国主要发生在 1840 年鸦片战争之后,为了与我国原有的医学相区别,被称为"西医",而我国本土的传统医学则被称为"中医"。也有教科书中将我们所说的"西医"分为近代医学和现代医学。在此为了便于论述,我们将 1840 年进入中国的医学界定为"西医学"或者说"现代医学",其包括西方医学传统上所讲的近代医学和现代医学两个阶段。

现代医学在中国的兴起与发展与基督教在中国的传播有着密不可分的联系,教会和传教士以医疗活动为手段,以传播基督教义为目的的"借医传教"的历程,也正是现代医学在中国大地生根、发芽、开花、结果的过程。1834 年,美国公理会派遣具有医学背景的传教士伯驾到中国传教,这是第一位来华的医学传教士。1835 年,伯驾在广州开办了"广州眼科医局",其是现在中山大学孙逸仙纪念医院的前身,也是中国第一所教会医院。第二次鸦片战争后,随着一系列不平等条约的签订,通商口岸增加,外国传教士可以到中国内地自由传教,现代医学也逐渐从沿海向内陆传播。

"齐鲁医学"虽因创办于 1917 年的齐鲁大学而得名,但其源头却可以追溯到 19 世纪 60 年代。1862 年,美国北长老会传教医师麦嘉谛和妻子被派到山东烟台行医传教,他是第一位来到山东的基督教医学传教士。其后,医学传教士柏德森和卜立思先后来到登州(蓬莱)开展医疗活动。1878 年,女传教医师克里斯来到登州,在登州城内的东大寺开办了登州长老会医院,这便是"齐鲁医学"的开端。

综观齐鲁医学发展史，有一位载入史册的外籍人士，在他70年的人生岁月中，有40年是在中国度过的，并为齐鲁医学的肇端和发展做出了重要的贡献，他就是山东大学齐鲁医院的创始人、齐鲁医学教育的主要奠基者，美国北长老会传教医师聂会东。

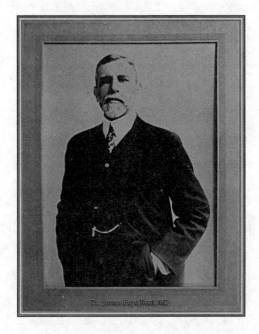

山东大学齐鲁医院创始人聂会东正面照

聂会东是美国的一位基督教传教医师，英文名 James Boyd Neal。关于聂会东的中文名字，笔者曾做过如下猜测："聂"想必是"Neal"的音译，然而"会东"肯定不是"James Boyd"的音译，那么他为什么把"会东"这两个字作为名字呢？此前，曾见到有文献把"会东"写作"惠东"，即"惠济东方"；"会东"可能就只有"会聚东方"这个意思了。要知道，聂会东有很好的中文功底，1910年曾写下《山东省城济南府》一文，记述了他在济南生活二十年的观感。在文中，他用诗一样的语言赞美了济南的泉水：

　　济南的主要荣耀是其数量众多、永不干涸的泉水，南面和西南城墙处,甚至城内尤其显著,巡抚衙门内的泉水为众多泉水中最好看的泉水之一,这里的泉水构成已经提到的"珍珠泉"。

靠近城墙东南角有另一股泉水叫"黑虎泉",不停地喷涌一股大水柱,显然是不受季节干旱的影响。

据说济南有七十多处泉水,由于这众多的泉水不停地喷涌,城墙周围的护城河注满了流动的溪水,极大地增添了四周如画似的景色。

中文功底如此之好的人,给自己取名字时,想必一定非常讲究。"会东"与"惠东",两者相较,后者似乎更能表达这位来自西方传教医师的真意。

由于历史的原因,我们手头掌握的与聂会东相关的史料却少得可怜,甚至在2014年前,我们还没有一张他的正面照片。在此要感谢我们的校友、美国密歇根大学的亓念宁教授和他的夫人。2014年,亓教授应邀到山东大学做学术交流,带来了一张他翻拍的聂会东的照片,这也是迄今为止我们所看到的唯一一张聂会东先生的正面照。亓教授回到美国后,又通过电子邮件发来了由他夫人搜寻整理的介绍聂会东生平的资料。

通过亓念宁先生提供的史料,我们为聂会东先生的生平勾画出了一个大致的轮廓。聂会东,1855年5月8日出生于美国宾夕法尼亚州的布鲁斯伯格镇,其父亲威廉·尼尔(William Neal)是从事熔炉和锻铁生产的生产商,在当地拥有一家大型钢铁铸造厂,并数年连任布鲁斯伯格州立师范学校(现布鲁斯伯格大学)董事会的董事长。其母亲玛丽·尼尔(Mary L. Neal)亦出身于名门望族。聂会东父母双方的家族均在18世纪初自爱尔兰移民美国。

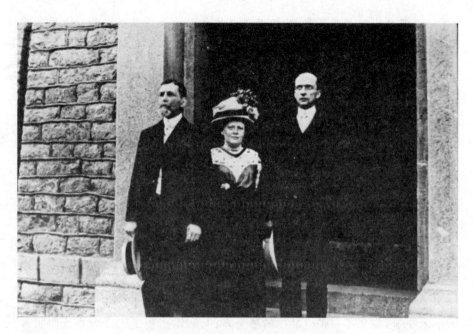

聂会东(左一)与其亲朋的合影

1877 年,聂会东毕业于耶鲁大学,1877～1879 在耶鲁大学的谢菲尔德科学院(the Sheffield Scientific School)研究学习,并获得研究生学位。在毕业后的数月里,聂会东在宾夕法尼亚州丹维尔的第一国家银行学习金融和经商,并同时跟随詹姆斯·斯特劳布里奇医生(Dr. James D. Strawbridge)学习医学知识。1880 年,他进入宾夕法尼亚大学医学院学习,1883 年 5 月 7 日毕业。同年 8 月 8 日,他与伊丽莎白·西蒙顿(Elizabeth B. Simonton)在马里兰州的埃米茨堡结婚。

1883 年,年轻的聂会东偕新婚妻子在海上航行数月后,踏上了东方神秘古国中国的土地,来到了安逸静谧的海滨小城登州(蓬莱),在狄考文开办的登州文会馆教授生物、化学等课程,并主持登州长老会医院的工作。在他的主持下,医院"日渐发达"。根据聂会东写给长老会总部《1888 年登州府医疗工作报告》中的记载:1888 年登州长老会医院的门诊量是 3283 人次,其中1396 例为初诊患者;住院患者 61 人,施行各类手术 209 例。繁忙的医疗工作使聂会东越来越清醒地认识到培养医学专门人才的重要性和迫切性,也更加坚定了他在中国开办医学教育,培养一批"本地医生"的愿望。

"在我来这里之前,我就对培养本地医生感兴趣。正因如此,我被邀请到山东从事这项工作。"这是聂会东在《论医学生培养及其成功前景》中的一句话。正是怀着这样的初心,在准备了四年之后,1887 年,聂会东招收了5 名中国学生,采用自己编译的教材,对他们进行了系统的医学教育,使之成为助手服务病患,齐鲁医学教育自此发端。

1891 年,由聂会东创办的华美医校在济南成立,当年就招收了 5 名学生。到 1902 年时,华美医校已经有了 4 个班,20 名学生。同年,英国浸礼会和美国北长老会决定合办"山东基督教共合大学",这所大学分为文理科、神科和医科,各科分布在省内不同地区。其中,分处济南、青州、邹平、沂州四地的四所教会医学堂合并在济南办学,称为"共合医道学堂"。1911 年,济南共合医道学堂更名为"山东基督教共合大学医科",聂会东任科长。1917 年,在"山东基督教联合大学"的基础上,齐鲁大学成立,聂会东继续担任齐鲁大学医科的科长。1919～1921 年间,聂会东还担任了齐鲁大学的校长。

齐鲁医学教育借鉴了美国的医学教育模式,自创办之日起就是高起点、高水准。从学制上讲,聂会东认为医学学习的时间最少也应该是 4 年,如果把物理、历史、地理等基础科目加进去的话,5 年的时间也不算多。最终,山东长老会采纳了聂会东的意见,规定医学学制为 4 年,并且规定每年的基础教学时间是 7 个月,其余 5 个月是临床教学和实习时间。

在课程设置上,聂会东认为"应该使中国医学生学习的课程与美国医学院的课程一样全面",因此,中国的医学生和美国的医学生一样,必须系统地学习包括解剖学、生理学、化学、药学、内科学、外科学、产科学、眼科学和皮肤科学在内的所有医学课程。聂会东特别强调对解剖学、生理学、化学、药学等基础学科的学习,他认为"在让学生学习更深入的东西之前,要让学生彻底地了解基础性的东西,在基础科目的学习上花费整整两年都不会是浪费时间"。

　　在教学语言和教材的选择上，聂会东认为应该用汉语而不是英语来向中国学生传授医学知识，这样中国学生就不必为学习医学知识而花费几年甚至更长的时间过语言关，从而能更快捷、准确地掌握医学知识；医学教育应该使用统一编订的、规范的汉语教材，而不能像美国医学院校那样，老师给学生上课仅凭自己编写的讲义。聂会东对教材的要求非常严格，他认为必须用规范的、标准的汉语来编写，他在《论医学生的培养及其成功前景》一文中写道："只有专心地用一流的汉语水平编写教材，才不会制造出让受过良好教育的中国人所不能容忍的粗陋的文字作品，而令我们自己和我们的事业蒙羞。"

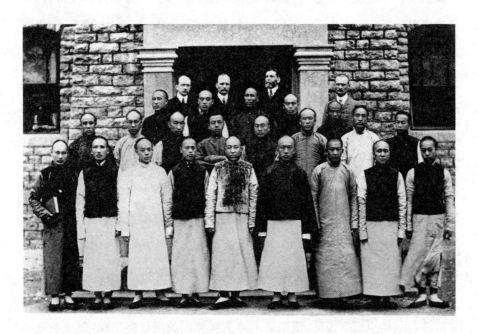

1911 年，共合医道学堂毕业生与教师合影（最后一排左一为巴德顺，
最后一排左二为武成献，最后一排左三为聂会东）

在教学的指导思想上,聂会东主张建立一支学术思想自由、教学风格多样的高水平师资队伍;医学生接受的教育应该是多元的,教师应该选择自己最擅长、最感兴趣的医学课程讲授给学生。这样,学生不仅可以学到最好的医学知识,还能接受多元化的思想和多方面的观点,以活跃思维,从而有助于培养学生独立思考的能力,这是"培养年轻人承担医疗职业责任和依靠自身能力独立处理状况的最重要的因素"。聂会东认为,医学院应该培养能"帮助处于苦难中的人,帮助同胞获得身体健康"的,具有独立工作能力的高水平医生,因此,他认为传播"福音"固然非常重要,但也不应该在医学教育中加入神学培训的内容,两者应该是完全独立的。

在聂会东等人的努力下,齐鲁医学教育无论在办学规模还是教学水平上,在当时的国内都首屈一指,甚至在整个东亚地区也名列前茅,吸引了全国各地的学子和医学精英纷纷前来就学,正所谓"齐鲁灵秀,咸聚于此;中外才俊,俱会于斯"。

据史料记载,1916 年,北京协和医学院的 60 余名师生转入共合医道学堂。1917 年,在中国博医会(教会医学学术组织)医学教育委员会的安排下,两所教会医学院校——南京金陵大学医科和汉口大同医校的 20 多名师生先后迁至济南,并入齐鲁大学医科。

1924 年,又一所教会医学院校——华北女子协合医校的全部师生(包括 5 位美籍女教师和两班 32 名女生)自北京南下,并入齐鲁大学医科。当时,高校中男女同校的情况在山东尚属罕见,在全国范围内也属于较早的开明之举。

20 世纪 20 年代中期,经加拿大议会和政府议准立案,齐鲁大学获得了"授予学位及名誉学位之特权",其医科毕业生可被授予加拿大医学博士学位。

20 世纪 30 年代初,齐鲁大学医科已成为国内同专业中的翘楚,为国内的医院和医学院校输送了大批精英人才。据不完全统计,在齐鲁大学存续期间,共培养医科学生 676 人,药学学生 88 人(系理学院主办),药学专修科 84 人,护士专修科 47 人,化验技术专修科 16 人,化验技士训练班和进修班 28 人,护士学校 159 人。

在从事医学教育的同时,聂会东还积极致力于医学实践工作,创办医院并亲上临床,拯救病患。1890 年,聂会东夫妇奉调济南,负责教会在济南的医疗事务。在他的主持下,原在济南东关兴华街的"文璧医院"得到扩建,并定名为"华美医院",也就是现在山东大学齐鲁医院的前身。这是济南首家西医医院,也是当时分科最全的医院。在聂会东的努力下,华美医院迅速发展成为当时山东排名第一的医院。据统计,1891~1896 年,华美医院共收治患者 87766 人次,1894~1896 年共开展各种手术计 446 台次。1895 年,医院又附设妇科医院,以妇产科、小儿科为主,并接受产妇住院分娩,有产床 15 张。1911~1912 年,山东地区肺鼠疫大流行,聂会东因在拯救性命和控制疫情上做出的重大贡献,被中国政府授予"仓廪"勋章(the order of "Garnered Grain")。在长达数十年的医学生涯中,聂会东行医办院,济世活人,其精湛的医术、高尚的医德赢得了业内同仁和黎民百姓的广泛赞誉。

在华期间,聂会东还参与创办了中华博医会(the China medical missionary association),并在 1904~1905 年任该协会主席。1900~1922 年,聂会东担任中国医学术语命名委员会委员,为医学名词的统一和标准化做出了杰出贡献。此外,他在担任博医会出版委员会主席期间,还创建了医学编译部,专门负责西方医学科学书籍和文章的翻译、出版工作。而且,聂会东还亲自翻译了皮肤病学、眼科学、实用化学等学科的教材。1900~1903 年,聂会东担任《中华博医会》杂志主编,并在该杂志上发表了许多研究论文。可以说,聂会东是以医学教育和临床医疗服务为起点,开创和发展中国医学教育和科学研究事业的先驱。

1922 年,聂会东因病辞去齐鲁大学校长一职,并返回美国费城。1925 年2 月 4 日,聂会东病故于费城的一家医院,去世原因是动脉硬化和再次脑卒中。聂会东去世后埋葬于他的出生地布鲁斯伯格镇。

　　在华 40 年间,聂会东行医、建院、办学,他凭借高尚的医德、精湛的医术、渊博的学识,在中国现代医学发展的进程中"立德""立功""立言",造福了广大民众,他的历史功绩当为后人所铭记。

(作者　吕军)

海贝殖与麻风病疗养院

在中华民国初年,麻风病曾是一种危害性极大的传染病。当时,此病在我
国北方分布甚广,令不少人谈之色变,心生惧怕,唯恐避之不及。因此,麻风病
患者也成了被社会抛弃的人群,在很多情况下只有等死一条路。为了拯救这
些患者,齐鲁大学便在校园的东南角修建了一所麻风病疗养院,专门收治麻风
病患者,其创办人则是当时的齐鲁大学医学院教授、美国人海贝殖博士。

齐鲁大学麻风病疗养院建成于 1929 年 6 月 24 日,位于南圩子外齐鲁大
学校园东南角(原南圩子门外 117 号),占地 16 亩(约 1 万平方米),院长为美
国人海贝殖,副院长为中国人孙吉祥(字愿慈)。该疗养院原本是山东省政
府、济南基督教自立会、齐鲁大学和英国麻风学会的一项合作计划的产物,
计划于 1926 年开始启动,因政治动荡而延迟两年多。麻风病疗养院耗资
22500 银元,其中山东省政府出 2500 银元的购地费,英国麻风病学会提供
2 万银元用于病房建设。疗养院共建成病房 34 间,病床 50 余张,可容常住
患者 50 余人。起初疗养院只收男性患者,后来也接收女患者。

麻风病曾是流行于中华民国初年的一种危害性极大的传染病。齐鲁大
学医学院设立麻风病疗养院的想法源于两名齐鲁大学毕业生的建议,其中
一位是黄祖高(字祝三)医生,他一直在青岛治疗麻风患者;另一位是中华基
督教会济南自立会秘书王元德,他看到用中药治疗麻风病很有效果,于是两
人便到学校来协商,如能建立一个机构治疗麻风病患者,医治工作将会更见
成效。齐鲁大学与英国麻风病学会进行了接触,麻风病学会伦敦办公室的
安德森(Anderson)先生和该会驻华代表傅乐(Fowler)博士访问了济南,制
订了建设一所麻风病疗养院的计划。齐鲁大学医学院院长、皮肤病学教授
海贝殖(LeRoy F. Heimburger)博士从 1923 年起担负起了这项工作。

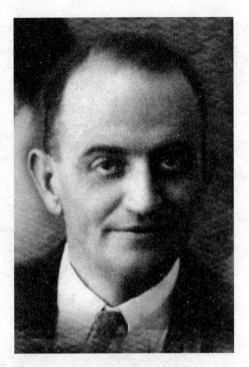

海贝殖博士

　　齐鲁大学麻风病疗养院当时只接受那些看上去能够好转,患病时间不超过两年的人。入院患者在这里可接受当时国际上最先进方法的治疗,随着更新治疗方法的出现,对患者的治疗措施也不断改进。1926～1932年,齐鲁大学麻风病疗养院先后收治患者169名,出院115名,其中60人为显著症状消失后出院的患者,37人症状明显改善,只有18人没有疗效。麻风病疗养院中有齐鲁大学医学院的实习生,在这里他们能够学到治疗麻风病的医术。要知道,当时麻风病在中国的许多地方都有流行。

　　在英国麻风病学会的慷慨资助下,海贝殖博士和他的助手尤家俊医师开展了对麻风病的诊治工作,并采用中西医结合的方法,同时用中西药进行试验性治疗。结果表明,这些治疗措施再辅以良好的食宿、卫生条件,以及保持身体和心理、体质与精神的良好状态,将会产生显著的疗效。最终,许多患者的细菌感染和临床症状消失,康复回家了。

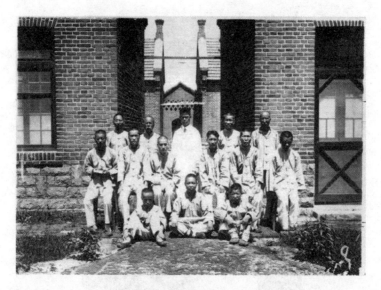

院内麻风病患者与医生合影

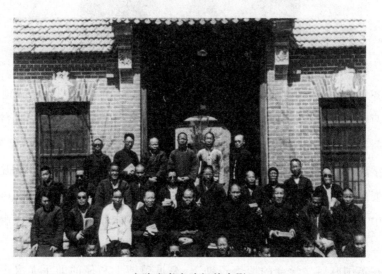

出院患者在院门前合影

海贝殖的助手尤家骏医师后来成了全国闻名的一代皮肤病专家。20世纪80年代前的齐鲁医院,尤家俊、赵常林、孙鸿泉三人为头号金字招牌,并称"齐鲁三大名医"。

当时,齐鲁大学麻风病疗养院的行政事务主要由副院长孙启祥负责。

孙启祥1905年毕业于齐鲁大学文学院,曾在华中一所教会中学当过副校长,他是基督教徒,后来便下农村去布道。在布道过程中,他对受麻风病折磨的农民深表同情,得知母校麻风病疗养院建立后,就自告奋勇前来服务,并成了这里的管事、教师和布道员。孙启祥是一位极其可靠的人,在1927~1928年的政局动荡中,他独自一人把整个疗养院的担子挑了起来。

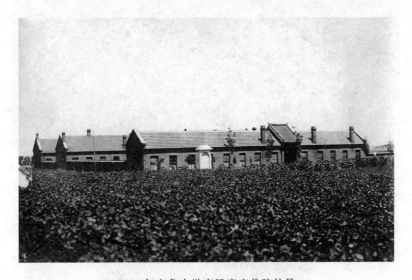

1930年齐鲁大学麻风病疗养院外景

海贝殖博士在1926~1932年的报告中盛赞孙先生说:"参观者在麻风病医院巡视后经常作出这样评价:患者们高兴的表情,医院里欢快的气氛,与在华东地区其他类似机构所见到的,形成了一种明显对比。毫无疑问,这里普遍有一种充满善意和感激之情——身体上也是精神上获益匪浅的感觉。这并不完全是给患者的治疗和饮食,最大的因素是这里的精神面貌,这主要得归功于医院管事孙先生。"疗养院每天都会举行基督教的晨祷和晚祷,星期天的两次祈祷则由大学的来访者或齐鲁大学神学院来人主持,每周还至少举行一次关于宗教或教育问题的讲座,使用幻灯片教学。结果,自医院开办以来,有90位患者接受洗礼,皈依了基督教。考虑到在此治疗过的患者总共只有169人,这算是一个相当惊人的数字了。

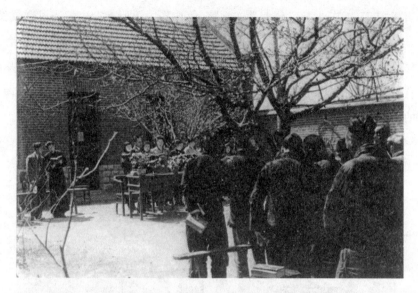

乔治·富勒和吉姆·斯科特牧师带领院内患者唱圣诞节颂歌

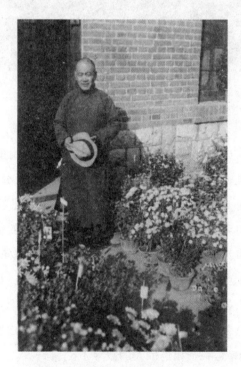

疗养院医护刘牧师

1937年,抗日战争全面爆发,齐鲁大学大部内迁四川成都华西坝,济南齐鲁医院仍然存在。1941年太平洋战争爆发后,齐鲁医院停办,麻风病疗养院宣布解散。1942年1月,麻风病疗养院被伪山东省政府派员接管,归伪山东省赈务委员会管辖,1943年5月定名为"山东省赈务委员会附设麻风病疗养所",孙宪慈、黄祝三先后任院长。1947年,院名又恢复为"麻风病疗养院",性质为民办公助。1951年人民政府接管后,院址迁至济南西郊峨嵋山,改名为"济南麻风病疗养院"。

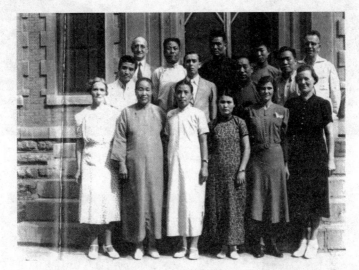

1939年,海贝殖(后排左一)在济南与齐鲁大学医学院的同仁们合影

附:人物简介——海贝殖博士

齐鲁大学麻风病疗养院的创办人之一为海贝殖博士。海贝殖博士为美国人,1913年受美国基督教长老会派遣,来中国潍县行医,1922年到齐鲁医院工作,并在1929~1934年担任齐鲁医院院长。海贝殖为齐鲁医院的发展做出了重要贡献。在医院工作期间,他筹建了皮肤花柳科和麻风病疗养院,撰写了多部皮肤病、麻风病方面的著作,培养了许多优秀的医学专门人才,国际知名麻风病专家尤家骏就是他的得意门生。其子理查德·海贝殖后为美国圣路易斯市的华盛顿大学附属医院整形外科专家。理查德·海贝殖从

小就对中国怀有深厚的感情,曾于 2006 年 5 月来中国访问,并重访山东大学
趵突泉校区(齐鲁大学遗址)和其父兄都曾经工作过的齐鲁医院。

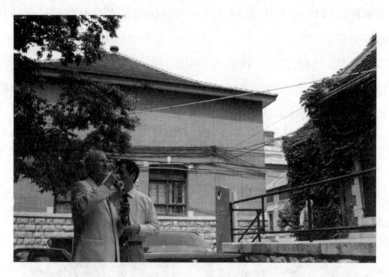

2006 年 5 月,海贝殖之子理查德·海贝殖访问齐鲁医院

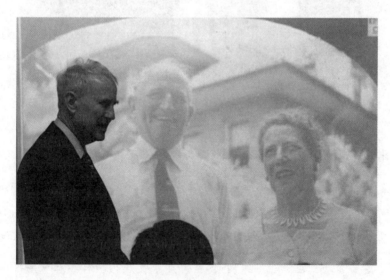

小海贝殖与父母的旧影

(原载 2009 年 11 月 30 日《齐鲁医院报》专刊,作者李耀曦,有改动)

文璧:齐鲁医学界不应忘却的人

从生根发芽到现在,西方现代医学在山东已经有 150 多年的历史了。这150 多年来,齐鲁医学界的往圣和后学们前赴后继,秉仁心、施仁术,拯含灵于疾厄,创造了无数令世人瞩目的医学成就,赢得了百姓和国内外业界的肯定和赞誉。每当念及齐鲁现代医学所取得的辉煌成就时,我们常常会想到聂会东、武成献、郭显德、巴德顺等齐鲁现代医学的奠基者和开拓者,心中充满了对他们的崇敬和怀念。

不过,在齐鲁医学的发展史上,有这样一个人,他虽然没有医学专业背景,但他对齐鲁现代医学做出的贡献丝毫不亚于上面所提及的那些开拓者和奠基者,尤其是他为了齐鲁现代医学事业而无怨无悔、甘于奉献,"功成不必在我"的牺牲精神更加令人感动。1868 年,24 岁的他大学毕业后只身来到中国,到 1881 年在济南因病去世,他在齐鲁大地度过了人生中最美好的一段岁月。他是父母眼中乖巧懂事的儿子,是师长眼中品学兼优的学生,是受灾百姓眼中乐善好施的恩人,是聂会东等医学传教士眼中令人敬仰的前辈。他,就是来自美国北长老会的传教士文璧(又译为"麦尔文因",英文名 Jasper Scudder McIlvaine),"是一位非常优秀但又鲜为人知的重要人物"(李提摩太语)。

1844 年 5 月 21 日,文璧出生在美国新泽西州尤因城(Ewing)的一个基督教家庭。他兄妹五人,其中文璧排行第二,有一弟一妹不幸夭折。1863年,文璧毕业于新泽西学院,之后在新泽西州的布里奇(Bridgeton)学习一年。1864~1867 年,文璧在普林斯顿大学及其神学院(Princeton Seminary)学习并顺利毕业。读书期间,文璧做事认真,学习勤奋,虽然并不看重自己在班级的学业排名,但显然不论是排名还是他的学业成绩,都说明他的努力给他带来了欣喜的回报。普林斯顿大学助教斯图尔特(J. S. Stewart)先生曾评价说："他是一位有着美好品质和远大前途的青年，他拿到了班级最高奖学金并且以最高的荣誉毕业。"文璧的大学及神学院好友福斯特(D. R. Foster)牧师也回忆说："他是一个瘦小，看上去弱不禁风的人，在班级同学中他年龄偏小，但学习基础打得非常牢固，各学科均衡发展。他从不试图超过别人，从没有人听说过他因为超越同学而欢喜，无人认为他是肤浅的；相反，他被大家公认为是有思想的，他的研究深入而又严谨。他做事情很有计划性，我从没见到他做礼拜迟到，或者因为怕迟到而不得不跑着去教室，抑或因为课程预习不足而困扰，又或者是临时抱佛脚应付考试。"

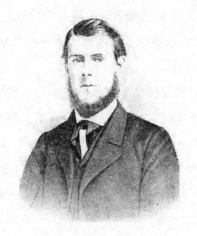

文璧正面照

在文璧于普林斯顿大学毕业的第二年，即 1868 年的 5 月 13 日，他被正式任命为传教士，后接受美国北长老会派遣前往中国。带着像其他传教士一样的兴奋与充满期待的心情，文璧于 1868 年秋天到达北京。之后的三年(1868～1871 年)间，他在美国北长老会驻北京工作站工作。

初到中国，语言不通成了文璧生活和工作中的最大障碍。不向任何困难低头的性格促使他决心克服这一前进道路上的困难，他利用著名汉学家、英国人威妥玛(Thomas Francis Wade，1818～1895)于 1867 年编写的《语言自迩集》一书为蓝本，刻苦学习汉语。《语言自迩集》是汉学史上一部划时代的著作，是最早的一部由外国人编写，以北京话为教学内容的汉语教材，是研究北京话及中国北方语言的重要文献，对后人在该领域的学习、研究产生了重大影响。

对汉语浓厚的兴趣，勤奋、刻苦的学习态度，科学的学习方法，再加上异于常人的语言禀赋，使文璧在较短的时间内就掌握了汉语，并将之熟练地应用于生活和工作中的沟通交流。掌握汉语后，无论是协助差会起草文件还是制定美国北长老会工作的要求，他总是亲手用中文书写，有人评价说："……这应该是除外责任心、奉献、耐心和忍耐之外……一项几乎没有其他传教士能够企及的成就。"

在学习汉语的过程中，文璧做了大量地方口语词汇积累、习语笔记等工作，在此基础上他撰写了《中国北方口语语法研究》(*Grammatical studies in the colloquial language of Northern China*)这样的汉语语言学专著，这也让他成了外国传教士中为数不多的汉语言学家。《中国北方口语语法研究》一书共23章，在西方语言语法的基础上，找出了汉语与拉丁语的一些通则，再加入文璧自己多年的学习心得，使其成了研究中国北方话很好的文献资料，是外国人研究中国北方话的重要学术成就之一。

在该书的前言中，文璧充分表达了他对汉语言、中国文学、哲学的兴趣、赞赏与热爱：

> ……中国的口语很巧妙地运用一些单音节声调——在一连串的逻辑关联中，分句的从属、并列、前置、后置逻辑关系是那么清晰；相比而言，西方语言的多音节词、转折词和连接词就显得比较笨拙。……汉语言在文艺风格上具有超强的感染力。……宋朝一些伟大的哲学家就是使用这些类似的语言来抒发他们的哲学思考。……我们应该学会用一种美妙的、通俗易懂的文体来书写，并让这种文体最终取代书面语，就像拉丁文在欧洲被大众化的方言所取代一样……

说到文璧对中国文化的热爱、在汉学研究方面取得的成就和对传教士的影响，李提摩太在回忆录中这样写道：

　　我对中国文学的了解,很大程度上要归功于他(文璧)。中国的宗教和古代历史是他最喜欢的研究内容之一。他的信件、谈话语言精练、观点明确。他总会有一些重要的主题去谈论,能使用恰当的词语来吸引他的听众,这是他对西方和中国本土文学研究的结果。对于中国文学,他比一般的传教士有更深入的理解,我也很少见到像他那样能熟悉中国文学的西方人。

　　在北京工作的三年中,文璧深深地感到,待在北京这个相对繁华的地方与他"向边远地区的百姓传送福音"的愿望相悖,于是他决心必须到"北京以外的地方去"。经过一番考察与思考,他最终选定了位于北京东南方向约一千里外的山东省省会城市——济南府(Tsi-nan-fu),那是美国北长老会尚未开展传教事业的一块土地。在当时,传教士们所属的教会一般不会要求他们一定要到农村或边远地区去,选择到比较艰苦、充满挑战抑或是难以开展工作的地方去往往是传教士自己的意愿。文璧当年的志向就是"在更远的地方传福音",所以不难理解他要到中国内陆地区开展工作的决定。经过 12 天的颠簸,在当地一位中国人的帮助下,文璧到达了济南,并在此开始了长达 10 年的艰辛生活与工作(1871～1881)。当时差会内部对于他远赴内陆地区开展工作是有异议的,他甚至遭到了朋友们的反对,人们曾一度认为这一举措是很危险的。但文璧通过自己的努力,在差会看来是"非常重要的一个省份的重要地区——省会城市济南"建立了中国北方地区"最有发展前景"的美国北长老会传教站,这也是美国北长老会在济南的第一个差会工作站。

　　然而,最初的工作却是异常艰难。周围没有一个能跟他用英文交流的人,更没有家人或朋友的陪伴,物质条件也异常匮乏,然而这还不是最糟糕的。最困难的是,那个时候,一个外国传教士到异国他乡传教,不被人理解,甚至被当地人憎恨,在当地购买房产几乎是不可能的。即使是租房子,也很难租到合适的地方,只有那些遭人们嫌弃的,被称为"鬼屋"的地方才容易租到。所以,很长一段时间,文璧都没有固定的场所以供传教。这种情况一直持续了数年,直到 1876 年,文璧才好不容易为差会工作站租到了一处合适的场所，作为传教堂和查经班使用，同时可以容纳工作站的三个家庭居住。但不久，由于乡绅的强烈反对，被吓坏的房主很快就把房租退回，并主动提出补偿文璧房屋修葺费，最后文璧他们不得不搬了出来。为了加强济南的布道工作，美国北长老会分别于 1874 年和 1876 年选派隋斐士牧师（Rev. J. Fisher Crossette）与夫人（Mary M. Crosserre，时人称"隋师母"）、莫约翰牧师（John Murray）与夫人加入了文璧在济南的工作。在当地老百姓与来济传教士的帮助下，文璧在济南的布道工作逐渐有了起色。

为了取得当地老百姓的信任和节约钱财，以备建设他梦寐以求的教堂，虽然自己有丰实的积蓄和定期来自差会的经济补助，但文璧的生活却非常简朴，他就像当地的老百姓或者普通的教书先生一样，穿着朴素，饮食简单，住所不加装饰。他偶尔也会参加宴会，但更多的时候是每天独自一人或与当地助手一起吃着最简单的膳食，但面对他人的求助却非常慷慨。由于对自己长期过于苛刻地要求，严重影响了文璧的身体健康状况。在济工作一年后，他曾一度因为身体原因不得不接受差会安排，中断工作而返回美国休养、就医。

除了把薪水用在传教工作上，文璧对当地老百姓的困难处境非常同情，经常慷慨解囊。在当时，包括山东在内的国内多个地区灾荒频发，"灾荒之多，世罕其匹"。面对巨灾之后的灾民，文璧像很多传教士一样在华开展了多次灾荒赈济工作，甚至自购了一辆手推车和一匹骡子，以便分发布道书籍和饥荒救济品。

1878～1879 年，山东出现了严重的大灾荒，随之而来的是粮食短缺，人口逃亡，生产停滞，社会动荡。在饥荒期间，文璧和当地人患难与共，不顾风险和困难，积极开展救助难民活动，他常常拿出自己的银两和食物帮助家门口"毫不相干""饿得半死"的难民。饥荒最严重时，济南的难民达万余人，文璧全身心地帮助难民，为遭受困难、罹患疾病的人发放救济品。正如莫约翰牧师对他的评价那样，文璧"关爱每一个人，唯独不为自己着想"。另外，还有记载说文璧也曾短期为山西遭受饥荒的难民发放过赈灾用物。

1878 年春，文璧参加了在杭州举办的差会会议，并公开发表演讲及撰文呼吁差会和民众坚决抵制鸦片，这也是他唯一一次记录在册的在公众面前发表自己的主张。文璧言辞犀利，指责在中国进行鸦片贸易是可耻的，每一位基督徒和民众，不管是英国人、美国人还是中国人，都应该发出自己的声音来抵制这件可耻的事，直到胜利（终止鸦片贸易）。直到生前的最后几个月前，在北京举行的差会会议期间，文璧还特意拜访了教会同道，重申了自己坚决抵制鸦片的主张。另外，文璧还反对缠足，因为缠足不但违背了基督教教义，同时也是对妇女健康的严酷摧残。

文璧虽然是一名无医学背景的传教士，但他却深切地认识到"藉医传教"之于教会工作的重要性，因此他生前的大部分精力也放到了发展山东现代医学事业上。1878年，他在自己的传教所附近租房开了间诊所兼药房，时称"文璧诊所"，主要为周围的老百姓诊病和提供日常用药。文璧生前一直致力于在济南建立一所医院，但未能如愿。在他去世后，由聂会东（Dr. James Boyd Neal）等人书信联系其家人，最终按照文璧生前的遗愿，用其遗款（共计5000墨西哥银元）在济南东关买了一块土地，在"文璧诊所"的基础上于1890年开工建立了一所同时提供男、女住院部的医院，该医院以文璧的姓氏命名为"MclLvaine Hospital"，中文名"华美医院"。这所医院后来成了山东基督教共合大学（齐鲁大学前身）的附属医院——齐鲁医院（现山东大学齐鲁医院）的一部分，时任院长聂会东医师曾专门撰文纪念。另外，聂会东在《1891～1896年美国北长老会差会济南府医学工作报告》中着重介绍了该医院的建立及运行情况：

　　……地皮和建造医院的费用总计5000墨西哥银元。在传教医师李佳白（Gilbert Reid）的监督下施工，第一批建筑主要是作为药房使用的，于1892年竣工；同年8月份，在另一位传教医师范斯柴克（Van Schoick）的领导下，医院开始正式接收病人。当我（笔者聂会东）于1894年从北美休假返回济南时，这些建筑都已修葺完毕。

　　医院建造的平面图和建筑的形式整体是中国风格的。总共有三个院子，由南到北依次连接。首先是与正门入口相连接的门厅，两侧有两个为临时病人和贫困阶层准备的房屋；其次是药房所在的庭院，两栋朝南的主建筑用于日常分配药物,侧面有两间屋子,一间是助手寓所,另一件是女子药房;最后是医院所在庭院,由一栋主楼和两边两个建筑构成。医院中有三个大病房,各12英尺长、28英尺宽,能够在不拥挤的前提下容纳9位病人。病房旁边有三四个小房间,使医院总床位数达到了三十五至四十。然而,正如每位在中国北方有过医疗工作经历的人所知,这并不意味着医院在任一时间能够容纳这么多人。由于众多陪同病人前来的家属和朋友,以及在严重情况下所必需的医疗人员(医院并不提供护士),医院并不能容纳许多病人。到目前为止,最多有20位病人在同一时间接受治疗,因病房不足,其他的就诊者被送到乡村旅馆。

但是,必须要说的是,在医院的正后方,是一座与医院有着密切联系的医学生庭院,在不久的将来会成为医院的一部分,使总床位数达到七十。

自开业之日起,医院总体来说比较受欢迎,在第一年中共有6000余人注册登记。在日本战争时期,每日来药房的人次有所下降,这使得1894和1895两年的总人数低于1893年的,但在和平来临后,来就诊的病人数目开始快速上升,该趋势一直持续到今日(作者完成报告的日期是1897年1月6日——编者注),使得去年(1896年)的总人次比前年增加了5000人次,住院治疗的病人人数也在逐年缓慢但稳步地上升。

在报告中,聂会东一并将华美医院自1892年8月正式开业以来的年度就诊人数详细列表,数据显示当年就诊人数达到1839人次,之后的四年(1883~1896年)间,就诊人数分别为6015人次、5033人次、5738人次和10721人次。正如他所分析的,就诊病员数表现为"逐年缓慢但稳步地上升",充分说明该医院为当地民众所信任,为当地老百姓的疾病救治做了大量的工作。

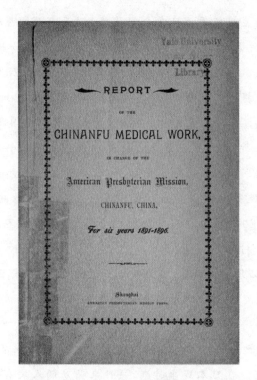

聂会东给美国北长老会差会关于济南府
医学工作（1891～1896 年）的报告封面

　　长期繁重的工作以及艰苦的生活条件严重摧残了文璧的身体健康，
1881 年 2 月 2 日，罹患肺炎多日的文璧不幸被病魔夺去了年轻的生命，他去
世时尚不满 37 周岁，且终身未婚。自 1868 年 5 月来华到 1881 年 2 月在济
南辞世，文璧在中国生活、工作的时间还不满 13 年。在这短短 12 年多一点
的时间里，文璧凭借坚强的意志、勤奋的态度以及对自己近乎苛刻的要求，
克服各种困难，出色地完成了教会的工作。同时，不可否认的是，在传教过
程中，文璧对传播中国文化，尤其是让西方现代医学在齐鲁大地扎根和发展
做出了重要贡献，是一位齐鲁医学界不应该忘却的人。

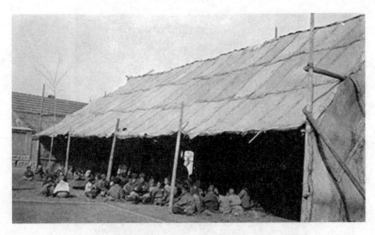

1927～1928年,在齐鲁大学校园内难民临时搭建的窝棚

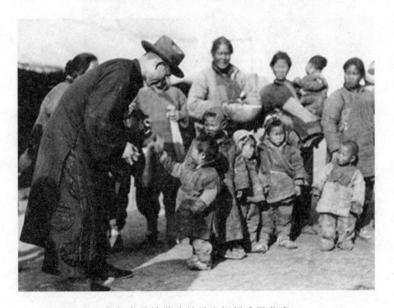

齐鲁大学神学院的学生探望难民儿童

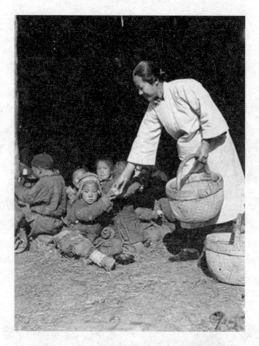

齐鲁大学雇佣员工向难民儿童分发食物

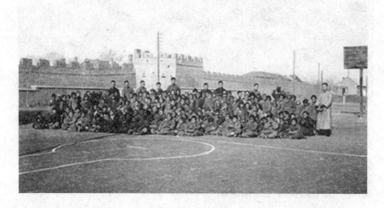

1928 年,济南齐鲁大学操场内,救济会人员与难民儿童的合影

（作者　吕军）

齐鲁大学康穆堂旧影传奇

——齐鲁医院"抗战院长"希荣德的故事

加拿大人白求恩支援中国人民抗战事业的故事因《纪念白求恩》一文而广为人知。殊不知,在山东军民的抗战之中,还有位英国人希荣德也是位白求恩式的人物。希荣德用他精湛的医术挽救了无数抗日部队与游击队伤病员的生命。抗战胜利后,希荣德又重返山东,并曾出任齐鲁大学附属医院代理院长。

每一张散落在民间的老照片,都是我们窥测历史的一扇窗户。

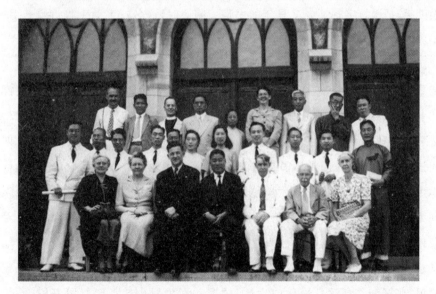

1948 年夏,希荣德(前排左三)与齐鲁医院同仁之合影

听说笔者对齐鲁大学的历史颇感兴趣,一位父母均为老齐鲁大学毕业生的朋友向我提供了上面这张老照片。照片为 1947 年齐鲁大学医学院附属

医院(今山东大学齐鲁医院)中外同仁在康穆堂前的合影。朋友指着照片上的人物对笔者说,后排右起第一人就是她的父亲高学良,时为齐鲁医院住院医生;前排左起第三人即为父亲的英籍导师希荣德,时为齐鲁医院代院长。而笔者凭着对齐鲁大学历史的略知一二,还认出了其中另一位重要人物,即与希荣德并肩而坐者为齐鲁大学校长吴克明。

不过,此照并非朋友家中相册所藏,而是由海外传来的。那么,这张照片的背后又隐藏着一个怎样的传奇故事呢? 事情还要从中国的对外开放说起。

英伦奇遇:爱丁堡济南女生洋插队

改革开放后,英国爱丁堡大学迎来第一批中国留学生。爱丁堡是苏格兰首府,在其北郊有个圣安德鲁斯镇。小镇上住着一位50多岁的女教师和她70多岁的老父亲。父女二人都曾在中国山东长期生活过,父亲汉名"希荣德",女儿汉名"希茹兰"。某年暑假期间,希茹兰雇了一名爱丁堡大学的中国留学生做助手,帮她打字整理老父早年的书信。闲谈时,这名打字助手告诉希茹兰,爱丁堡有位山东来的女留学生,父女二人当即决定请这位女学生来家吃饭。

"啊,我的上帝,你就是张振湘博士的女儿!"原来,这位山东女生名叫张彦慧,来自泉城济南,是实验中学"老三届"的高中生,"文化大革命"中被推荐上大学,1980年考取出国研究生,其父为"省立二院"(齐鲁医院)副院长、著名心外科专家张振湘。张振湘1946年毕业于成都华西协合大学(抗战期间济南齐鲁大学内迁成都华西坝,其医学院与华西协合大学联合办学,医科学生毕业证书由华西协合大学签发),与高学良为医科同班同学,当年两人同为齐鲁医院住院医生,这正应了中国那句古话"千里有缘来相会"。老希荣德在英国家中巧遇中国故人之女,激动得手舞足蹈、热泪盈眶。随后,他又赶忙询问起高学良博士的情况,更是无巧不成书,在当时的山东医学院校园里,张振湘与高学良恰住前后楼,两家儿女为发小。张彦慧回答说,高叔叔仍健在,现为省立二院妇产科主任。

于是,两位中外老友在阔别30多年后又开始了互通音信,老希荣德的风雨家书和抗战故事也逐渐浮出水面。

齐鲁往事:从传教医士到抗战志士

希荣德(1908~1985),英名罗纳德·詹姆斯·斯蒂尔,出生于苏格兰一个基督教新教家庭,父亲为浸礼会受命教长。1935年8月,受英国浸礼会派遣,医学博士斯蒂尔偕新婚不久的妻子来到中国。斯蒂尔的妻子是他在剑桥大学时的同学,原名格温妮丝·玛丽·约翰逊。到中国后,罗纳德为自己取了汉名"希荣德",为妻子取了汉名"张荣真"。他们的三个女儿都出生在山东周村,分别取汉名为"希茹梅""希茹兰""希茹莉",寓意是希望她们像这三种花一样高洁美丽。

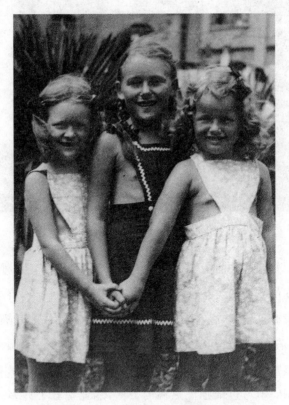

希荣德的三个女儿希茹兰、希茹梅、希茹莉

山东周村有座英国浸礼会开办的复育医院,希荣德曾在这里任外科主治医师,并全面负责医院所有的医疗工作。此外,他还兼任护士学校的授课老师。妻子张荣真不是浸礼会教士,她先是在家料理家务,后到护士学校教授英语。周村是英国浸礼会在青州与济南之间的传教中心,所以希荣德也经常奔走于青州和济南之间,与青州广德医院和济南齐鲁医院都多有业务往来。大女儿希茹梅(英文名罗丝·玛丽·斯蒂尔)即于 1936 年 11 月 30 日出生于济南齐鲁医院。

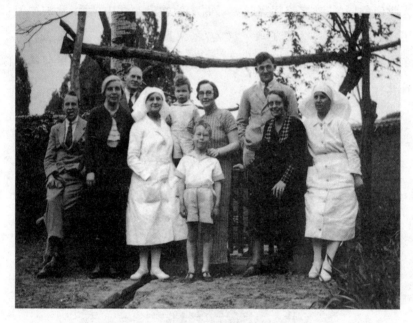

希荣德夫妇在周村与护士学校的朋友合影

　　希荣德在复育医院的工作十分繁忙,每天都要收治各种外伤患者,有被枪击伤到大腿的乡民,有在铁道上玩耍被货车碾过的孩子,有患杨梅大疮的商人。当时没有抗生素,患者接受手术后需要在医院住上几周,伤口才能愈合。此时,山东地区因黄河泛滥而瘟疫流行,除肺结核、麻风、天花之外,最厉害的是黑热病。此病多发生在婴幼儿身上,一年之内死亡率高达 95%。希荣德在英国时学习过治疗黑热病的方法,靠此挽救了许多人的生命。他还向医院申请减免了许多贫苦乡民的医疗费。

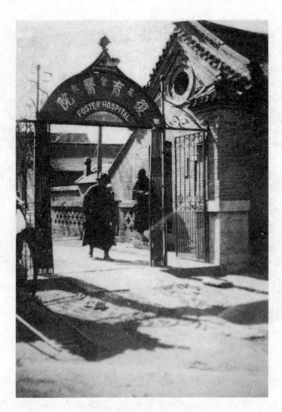

希荣德在周村任职的复育医院

　　希荣德是位性情谦和、富于幽默感的人。他在剑桥大学学习过古典文学，在北京联合语言学院学习过中文，到周村后仍聘请了一位私塾先生作为汉语教师，故而他的中国话说得很熟练，与周围的中国朋友相处甚是融洽。复育医院有他两名中国同仁，即齐鲁大学毕业生张曦华医师和张敬仁医师。希荣德夫妇在家中还雇了三名周村人，分别是杂役老朱、厨子老高与保姆王大嫂（先后有两位王大嫂），希荣德待他们亲如家人。夫妇两人经常请医院同事来家中吃饭，也常去看望周村里的其他乡民。

　　希荣德夫妇都有记日记的习惯，希荣德还经常给远在英国的父母写信，在书信中向二老描述他在中国周村怡然自得的茅舍田园生活。然而，这种田园牧歌式的温馨生活并没有持续多久，便被华北日军进攻山东的隆隆炮声所打破。

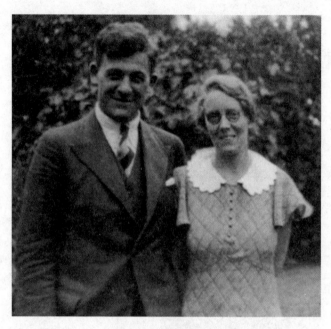

希荣德夫妇在周村

1937年"七七事变"爆发,不久平津沦陷。同年8～9月间,宋哲元指挥的第二十九军及东北军一部节节撤退至山东境内,山东部队(韩复榘指挥的三路军二十九师与八十一师)遂开上去掩护友军撤退,并在德州附近给予日寇迎头痛击,甚至曾一度打过德州,追敌至吴桥桑园镇。不幸的是,德州战役终因山东部队武器装备落后,加之中央军重炮旅史文桂部被突然调走(支援淞沪会战)而归于失败,指挥官冯玉祥也辞职返回武汉。此后,山东部队被迫后撤固守黄河防线。此时,韩复榘也已将山东部队"第三集团军"(三路军)全部由胶济线上的高密等地调到津浦线沿线布防。

1937年11月间,沧州日军向鲁北进攻,韩复榘的三路军在德州、惠民、齐东一线与日军展开激战。当时有传言称,韩复榘在河北霸县的老家被日寇抄了家,韩氏祖坟也被挖了。韩复榘听闻后急了眼,亲率卫队旅第一团赴前线指挥.韩复榘在渡过黄河,在济阳城关设立临时指挥部时,突然被日军多辆装甲车配合飞机数架包围,卫队旅第一团奋力抵抗仍伤亡殆尽,韩复榘率随从突围,几被敌俘。所以说,韩复榘后来弃城逃跑是真,但说他当初就没抗日也并不准确。

　　此时,山东境内的数百里黄河防线,济南以北泺口沿线由第十二军军长孙桐萱率第二十师防守御敌,淄博周村以北由第五十六军军长谷良民率第二十二师防守御敌。

　　1937 年 12 月 22 日夜,日军在大炮和飞机的掩护下强渡黄河,其步兵分别从济阳、门台子、清河镇等几个渡口同时发起攻击。时值冬季,黄河水浅,河道窄,国军防线很快被突破。其中,门台子渡口有数百名日兵冲上南岸,渡口第二十二师守军只有一个连,当三个连赶来增援时,第一连已伤亡殆尽。陆续渡河的日军兵力逐渐增至两三千人,一场血战之后,第二十二师官兵牺牲 300 余名,门台子阵地最终陷落。

　　日军突破门台子渡口后,迅速扩大战果,占领了黄河南岸宽 20 余里、纵深 10 余里的地区。军长谷良民通过电话向韩复榘告急,韩复榘命谷良民撤守小清河,但小清河无险可守,韩复榘又给谷良民打电话说:"日军过了黄河,我们没有大炮是抵不住的,你先撤到周村好了。"谷良民的部队分散在漫长的防线上,一时无法集结,难以形成有效战力。日机又来轮番轰炸,将周村车站炸毁,铁路炸断,交通断绝。12 月 25 日,周村失守,谷良民的第二十二师以团为单位,分途向博山方向且战且退。日军攻入周村,随后沿胶济线西进,于 12 月 27 日进占济南。

　　山东战火初起之时,希荣德正陪同妻女在青岛度假。闻讯后,他遂独自一人迅速返回周村复育医院。当时"黄河保卫战"打了一个半月,山东部队损失惨重,曹福林、李汉章、展书堂的三个师牺牲过半,三路军总医院人满为患,许多伤员被转移至周村教会医院救治,希荣德也随即投入了救治中国军队伤病员的工作之中。

　　1937 年 12 月 24 日,日军兵临周村城下,希荣德置生死于不顾,仍坚持在手术台上。他在日记中写道:"在手术室工作的中国护士,虽然就在窗口,仍然勇敢地站在她的岗位上,向医生递出每个必需的手术器具,不顾外面敌机在疯狂地轰炸,机关枪在扫射;护士们把楼上的患者转移到楼下躲避敌机轰炸。"当时希荣德透过手术室的窗口看到,天空中有两架画着膏药旗的日本轰炸机,俯冲下来用机关枪朝医院病房和门诊扫射,然后拉升上去,转一圈后再俯冲下来,继续扫射。12月25日,日军攻陷周村县城,城内四处墙倒屋塌,浓烟滚滚,一片狼藉。

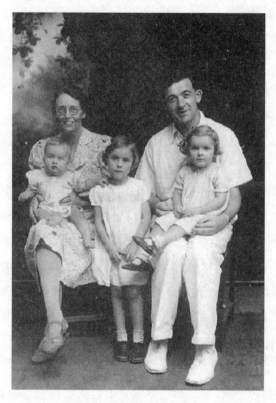

1940年,希荣德全家在周村的合影

1937年抗战全面爆发后,每5位入院患者中,就有4位是枪伤或刺刀伤,且大多数人无法支付治疗费用。希荣德申请给伤病员提供了约300天的免费治疗。1938年1~2月,希荣德和复育医院的同仁们共做了80多台手术,其中60多人是枪伤或炸伤。此时,谷良民指挥的正规军已撤退至鲁南曹县,活跃在周村长山一带的是马耀南率领的抗日游击队"救国军第五军"。马耀南本名马方晟,山东长山县人,先后毕业于济南省立第一中学与天津北洋大学,为国民党第三届全国大会代表,后因参加改组派被开除党籍。其后,马耀南立志"教育救国",返回山东老家办学,1933年任长山县中学校长。

1937 年年底,他与中国共产党合作领导黑山起义,组织抗日救国军,后来"救国军第五军"被改编为八路军武装,马耀南被委任为八路军山东人民抗日游击队第三支队司令员。1939 年,马耀南在桓台县牛旺庄突围战斗中不幸中弹牺牲。抗日游击队的伤员曾被打扮成乡民,偷偷送进复育医院,得到了希荣德及其同仁的大力救治和护士们的精心护理。

　　1939 年后,周村复育医院曾两度被日军勒令关闭,但关闭后又重新开门,一直开到 1942 年 3 月。太平洋战争爆发后,英美对日宣战,日本人终于对复育医院下手,他们抢走了医院全部的医疗器械,占据了医院的房屋,没收了医院的财产。希荣德夫妇先是被关在家中,随后被关进了集中营。

铁窗岁月:上海敌国侨民集中营

　　不过,希荣德夫妇并没有被关进山东潍县的乐道院集中营,而是被关进了上海的盟国侨民集中营。他们为何没有被关押在山东呢?原来,日本人以为可以拿这些在华外国人与在欧美的日侨进行交换,于是便把在山东和山西的 72 名英国浸礼会传教士及其家属全部武装押解到了上海。但抵达上海后一看,轮船所有的舱位都已被准备遣返的居沪英美人士占满,于是这批人便先是滞留上海,后来又被关入上海集中营。

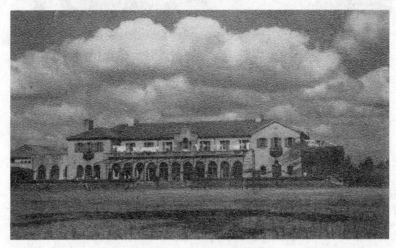

日军在上海的"乡村俱乐部"集中营

当时,上海共有 9 座日军集中营,关押了 6000 余名欧美籍"敌国侨民"。希荣德夫妇被关在一处原名"哥伦比亚乡村俱乐部"的集中营里(今上海动物园)。在被铁丝网围起来的"乡村俱乐部"里,希荣德与妻女一家人过着食不果腹、苦不堪言的铁窗生活。作为医生,希荣德负责集中营里人们的健康,他不知疲倦地工作,但因药物奇缺,他也无能为力。被关进来的初期,还可以与外界通信;除了国际红十字会偶尔会送来些救济品外,在集中营附近的中国农民也会冒着生命危险,隔着铁丝网给他们送些吃的。随着日军战事的吃紧,集中营里的生活也越来越严酷,苦役、饥饿、瘟疫、殴打、恐怖伴随着希荣德及其家人度过了 900 多个日日夜夜。

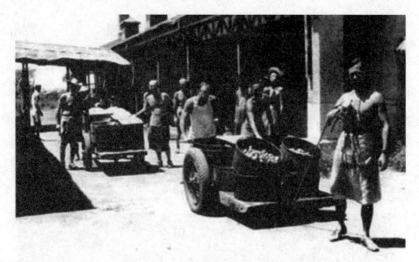

当年日军上海八中集中营内"敌国侨民"劳役之情景

希荣德在夜晚总是偷偷地写日记,他把一切都记在了日记中。其中,有两个日子最令他难忘:一是 1944 年 11 月的一天,美军飞机在集中营上空低空飞过,去轰炸龙华机场。飞机发出巨大的轰鸣声,从头顶掠过,人们甚至能看见飞行员向他们挥手! 二是 1945 年 8 月 15 日,在附近的楼顶上,七面国旗(美国、荷兰、英国、中国、比利时、苏联)迎风招展,难友们在屋顶上欢呼雀跃直到午夜,那天的天空是那么清,月光是那么亮!

齐鲁大学情怀:出任齐鲁大学医院代理院长

与中国朋友的同生死、共患难,让希荣德与中国人民结下了深情的厚谊。希荣德从走出集中营的第一天起就想重返山东,尽快见到他那些中国老同事,看看复育医院是否仍然存在。但由于在集中营的铁窗岁月严重损害了他的身体健康,加之已经离开英国故乡 10 多年,于是希荣德全家便先乘船离开上海,回到英国与父母团聚。

1946 年 6 月,希荣德留下妻女,独自重返中国山东。当年 12 月,回到山东的希荣德首先去了周村,但在那里他看到复育医院千疮百孔,已近乎一片废墟,短时间内难以恢复。之后,希荣德去青州广德医院工作了一段时间。此时,山东境内的战事日趋激烈,津浦线、胶济线铁路常被切断。希荣德看到周村和青州教会医院的恢复皆无多大希望,遂于 1947 年 5 月接受济南齐鲁大学附属医院的邀请,去医院妇产科担任主任医师,因当时齐鲁医院妇产科尚无主任医师。不久,齐鲁医院院长赵常林博士去美国学术休假,齐鲁大学校长吴克明遂聘请希荣德担任代理院长。1948 年 8 月,赵常林从美国回到济南,希荣德又被吴克明聘为医院妇产科长期主任,英国浸礼会同意了这一聘任,但建议希荣德先回英国与家人待一段时间。于是,希荣德于 1948 年 9 月 1 日离开济南返回英国休假,未曾想这一去便是永别。

风雨家书:女儿继父遗志,常回山东老家看看

1982 年,在英国苏格兰圣安德鲁斯小镇,希荣德、希茹兰父女家中,又迎来了第二位来自山东济南的女留学生,她就是高学良之女高艳。希荣德为践行 30 年前对助手高学良的承诺,安排高艳留学期间就住在二女儿希茹兰家中,在英一切费用由他全部承担。1984 年高艳学成回国,老希荣德也正忙于打点行装,准备故地重游。然而,在 1985 年,正当高艳奔走于山东外事部门之时,却从英国传来噩耗:希荣德突发心脏病去世,享年 77 岁。高艳退休前是山东大学趵突泉校区外语教研室主任。

希荣德在抗战前后给父母写了上千封书信。退休后的希茹兰整理了父

亲的这些遗书,加上自己的童年回忆,准备结集出版。此书大约在 2007 年写
成,希茹兰想在封面上加个中文书名,便将这一设想告诉了高艳。高又询之
于笔者,笔者想起了杜甫"烽火连三月,家书抵万金"之诗句,遂建言可在"烽
火家书"或"风雨家书"中选择一个。后来,此书在英出版,中文书名即为《风
雨家书》。近年来,希茹兰姊妹继承父亲遗志,多次重返中国,到生养过自己
的山东老家看看。2013 年,希茹兰再访齐鲁医院,并将父亲当年亲笔所写的
医案赠送给了院方。

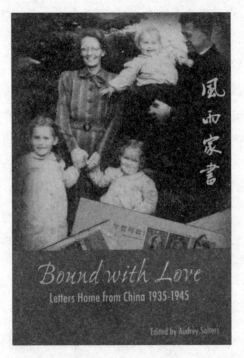

希荣德之女希茹兰所著《风雨家书》一书的封面

（原载 2014 年 9 月 11 日《齐鲁晚报》"青未了"副刊,作者李耀曦,有改动）

齐鲁大学医学院及其附设医院建筑群

　　齐鲁大学医学院及其附属医院所在的位置就是今天山东大学齐鲁医院所在的位置,其建筑物绝大多数也都在原址完整地保留了下来。1951 年 9 月,为便于工作,有关方面将原齐鲁大学医学院及其附属医院的主要遗存建筑分别命名为共合楼、求真楼、新兴楼、和平楼、民主楼、大同楼、协和楼、解放楼、前进楼、青年楼等。随着时间的流逝,现在有的楼已不复存在。

　　1906 年,由美国北长老会和英国浸礼会组成的联合委员会决定在济南投资兴建新的医学院。1907 年,英国浸礼会收到了来自英国利兹市的艾辛顿(Arthington)基金会——该基金会负责保管罗伯特·阿辛顿家族的遗产——的 9000 英镑的捐款,用作建设新校区的费用。

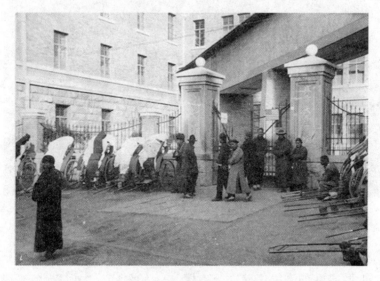

齐鲁医院大门

　　1908 年,浸礼会在济南城里趵突泉南端至城墙靠近浸礼会济南南关教堂附近购买了 16 英亩(约 6.5 公顷)土地,当年新校区破土动工,1914 年新校区建设基本完工。特别值得一提的是,在新校区的建设过程中,时任清政府山东巡抚的孙宝琦曾捐款白银千两(当时相当于 7 万美元),并亲率军政要员参加了竣工典礼。

　　1917 年的齐鲁大学医学院及其附属医院总占地面积约 40 亩,南到南圩子城墙(济南老城城墙),北至广智院街,东与南关基督教堂毗邻,西至西双龙街;大门位于北面(今齐鲁医院北门位置),是一座三开间的屏门式西方风格古典建筑,立有四根简化了的西方风格石柱,上有厚重的檐部,刻着"SHANTUNG CHRISTIAN UNIVERSITY HOSPITAL"(山东基督教共合大学医院)的字样;檐部当中一开间高起,为石砌三角形山花,上书中文"齐大医院"。

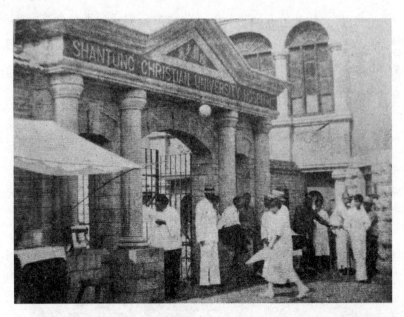

齐鲁大学医学院旧址(现齐鲁医院)大门

　　进入大门,西面北墙内是共合楼,共合楼正南面是齐鲁大学医科所在地医学大讲堂(现在的齐鲁医院办公二楼——新兴楼)。大门以北,东墙内是求真楼,医院附设看护养成学校在医院的西南面。齐鲁医院自备有发电机房,是当时中国最新型、院舍最宽敞、医疗设备最先进、诊疗技术最高超的大型医院之一。1935 年，又在广智院街路北兴建了新的养病楼和宿舍楼，医院总占地面积增至约 54 亩。

共合楼

共合楼又称"养病所"，1914 年开始修建，1915 年竣工。该楼为三层砖木结构，建筑面积 3171 平方米。1915 年 9 月 27 日，共合楼落成典礼正式举行，时任北洋政府山东督军的靳云鹏（此人后曾任北洋政府国务总理）亲临祝贺，并亲书"共合医院五月初八日即救主一千九百一十四年，山东都督靳云鹏率众行开工礼"奠基碑，此奠基碑至今仍嵌在共合楼一楼门厅的北墙上，碑文用中西两种文字书写。

共合楼是当时齐鲁医院最大的建筑物，楼内有院长办公室、护士长办公室等房间，还有普通病房 10 间，隔离及加护病房数间，共有病床 115 张，分男女养病室，收治内、外、妇产、小儿、眼、耳鼻喉、皮肤、牙科等患者，此外还有割症房（手术室）、化验室、X 线室、配药室等。1952 年以后，这里曾经作为山东医学院附属医院和山东医科大学附属医院的小儿外科、耳鼻喉科、口腔科和眼科病房，现为山东大学齐鲁医院的办公一楼。

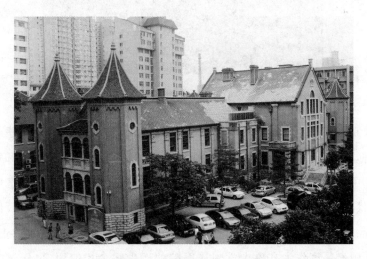

独具特色的欧式建筑——共合楼

求真楼

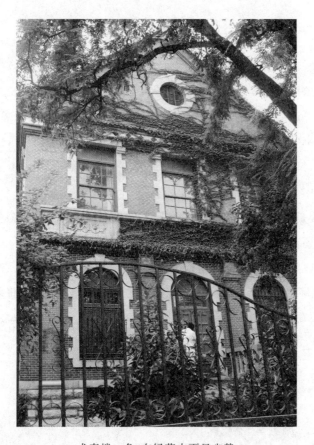

求真楼一角,在绿荫中更显幽静

　　求真楼建于1911年,是一座带地下室的二层砖石结构小楼,建筑面积1034平方米,是医院的诊病所(门诊部)。地下室有挂号室、X线室和锅炉房等。其中,一层东面是手术室和外科门诊;中间是大候诊室,候诊室内设有讲台,供传教士向患者布道使用,还有内科和耳鼻喉科诊室;一层西侧为药房、药品仓库和眼科、皮肤科的诊疗室。二层主要是观察病房和护士用房。求真楼曾经一度作为齐鲁大学附属医院的医生宿舍楼使用,也作过生化及生理系用房。20世纪50年代以后,该楼成为山东医学院附属医院和山东医科大学附属医院的办公楼,现在是山东大学齐鲁医院的临床技能模拟训练中心。

新兴楼

新兴楼又称"济南共合医道学堂医学大讲堂",1909年开始兴建,1911年竣工。时任山东巡抚的孙宝琦曾为修建医学大讲堂而捐献了1000两白银(折合当时的7万美元),并亲率军政大员参加了大楼的落成典礼,还在大讲堂南门合影留念。

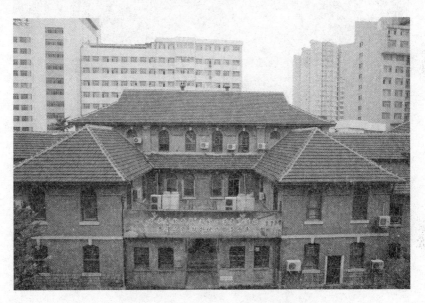

新兴楼——古朴和现代风格交相辉映

医学大讲堂建筑面积3016平方米,是共合医道学堂的主体建筑,当时俗称"大主楼",楼内有会计室、教室,还有可容纳百余名学生的大会堂,以及设有阶梯形座位的手术室和组织学、药理学、生理学、病理学等各类临床实验室,一层还有部分高级病房。时任"山东基督教共合大学医科"科长的聂会东的办公室以及医学编译部、图书室也在此楼内。新兴楼现在是齐鲁医院办公二楼。

和平楼

和平楼建于 1915 年,是共合医道学堂附设看护养成学校之所在。看护养成学校于 1914 年开办(初期为护士班),由英国浸礼会的劳根女士主持,学制四年,男女学生皆收,后来曾一度作为齐鲁大学的独立学科。看护养成学校于 1952 年停办,办学期间为山东省培养了一大批业务水平高、医德修养好的护理骨干人才。

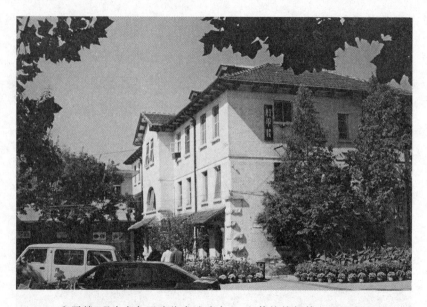

和平楼(现为齐鲁医院临床试验中心、宣传统战部等办公用房)

(作者　吕军)

史海寻踪

齐鲁大学建筑群

　　西方现代医学传播进入齐鲁大地后,不仅给世世代代生活在这里的广大民众的身体健康带来了福音,同时也为这片神奇而古老的土地留下了许多凝聚着东西方文化特色且风格迥异的建筑。这些建筑作为历史的见证,绝大多数已被列为国家级保护文物,有的甚至已经成为所在地的地标性建筑。齐鲁大学(现为山东大学趵突泉校区)及其医学院和附属医院(现齐鲁医院)的建筑群就是其中最具代表性的之一。

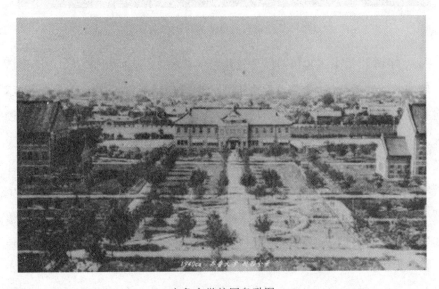

齐鲁大学校园鸟瞰图

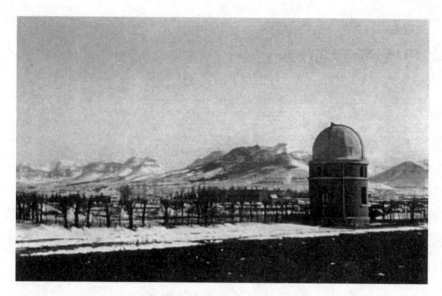

当年位于校园东南角的齐鲁大学天文馆

从 1916 年动工兴建第一座建筑柏根楼开始,直到 1933 年规划中的最后一座建筑美德楼竣工,齐鲁大学建筑群的形成前后耗时 18 年,整个校区(不包括医学院)共占地约 600 亩。从校园的鸟瞰图上可以看出,教学区在学校大门东侧校园的中部,南北轴线长 200 多米,轴线的最北端是学校的行政大楼——麦考密克(McCormick)楼,最南端是供校内基督徒进行宗教活动的礼拜堂——康穆(Kumler)堂,东西两侧由北向南对称分布着用于物理学和生理学教学的狄考文(Calvin)楼、奥古斯丁(Augustine)图书馆楼、用于化学和生物学教学的柏根(Bergen)楼和葛罗(Gro)神学院。狄考文楼的东面是学校的男生宿舍——四百号院,男生宿舍再往东是中国教员居住的佛兰比(Follansbee)村。康穆堂左右两侧是外籍教授居住的具有西欧风格的花园式别墅建筑,多为二层楼房。女生宿舍叫作"美德楼"和"景蓝斋",位于学校的西部。学校的校门叫作"校友门",紧靠校门西侧是圣公会的中心——圣保罗楼和小教堂。1926 年建成的麻风病疗养院位于康穆堂东侧、外籍教授别墅的南面。此外,学校还建有水塔、煤气房、农场、牛奶场、观星所(天文台)、测候所(气象站)、发电厂等。

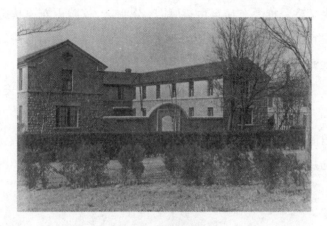

美德楼

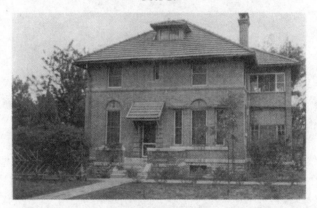

外籍教师住的别墅楼

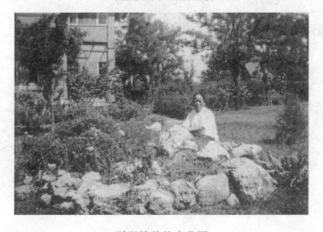

别墅楼前的小花园

　　齐鲁大学整个校舍布局自由，功能区分明确，校园内花木扶疏，环境幽雅宜人，在当时中国的大学中是首屈一指的。在学生们的心目中，这所学校犹如世外桃源，可谓是美极了。

　　有位校友这样描写这美丽的校园："校园非常宽敞，到处是美丽的鲜花和树木，中心的小花园尤其如此。这个小花园被花卉和小道分割开来，看上去就像英国国旗。这看起来非常有趣，同时也意蕴深长。每当我走过这里，我就会想到这些。"

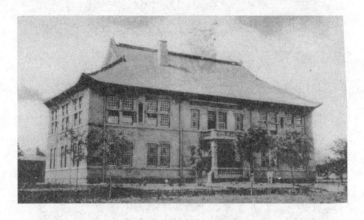

齐鲁大学的奥古斯丁图书馆

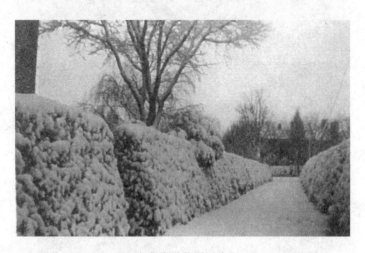

齐鲁大学校园风光

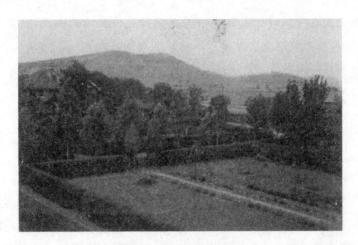

齐鲁大学学生宿舍窗外风光

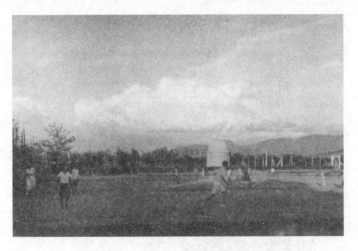

齐鲁大学网球场

麦考密克办公楼是齐鲁大学最引人注目的主要建筑物之一,楼的底部是用大石块砌起来的,上面部分是青砖建筑,里面是各个部门的办公室。大楼旁边生长着各种各样的松树和梨树,一株株漂亮的花卉竞相开放。

齐鲁大学的学生宿舍修建得非常好,桌子、椅子、火炉、书架和床一应俱全,电灯、自来水及暖气也无一不缺。所有这些都为学生提供了非常优良的学习条件。

当时有人这样写道："我们大学的教堂耸立在校园的南部，这是一座石头建筑，它的美和宽敞会深深地打动你。如果你站在塔楼上放眼四望，大自然的美景会尽收眼底。也许你能分辨出生活在尘世和离群索居的区别。教堂里和外面几乎一样明亮，因为我们的教堂大约有一百多扇窗户。"

校友门

1907 年，学校的建设得到了英国艾辛顿基金会的捐助。1908 年，英国浸礼会在趵突泉南侧至城墙购买了 16 英亩（约 6.5 公顷）的一块地皮，建设了共合医道学堂。1911 年，医学大讲堂（新兴楼，现齐鲁医院办公二楼）和诊病所（求真楼，现齐鲁医院临床技能模拟训练中心）建成，在诊病所西北角不远处修建了医院北大门，以面向居民聚集区，当时称之为"山东基督教共合大学医院"。

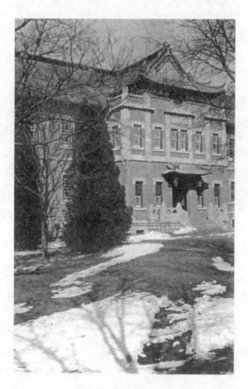

齐鲁医院共合楼北立面

与此同时，经民国时期的首任山东都督周自齐批准，英美基督教会又在圩子城以南购买了近600亩空地，开建了大学校舍。为方便与圩子内的医学院和医院的联系，济南市政当局专门于1910年在圩子墙上新辟了一座城门，名为"新建门"，这样，比经过圩子墙南门往返南北两院可缩短六里半地的距离。此时，共合医院也在筹建护士学校，并于1915年对着新建门建成了坐北朝南的和平楼和东面的几幢二层宿舍楼，开办了附设看护养成学校，以培养奇缺的护理人才。

1917年9月，齐鲁大学正式开学，但由于经费不足，一直未建成正式的校门，更没有院墙，周围只得以铁丝网代墙。

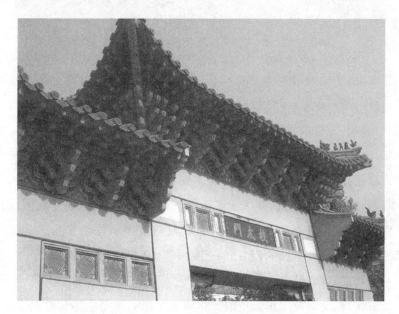

校友门

1924年，经千名齐鲁大学毕业校友捐款两千多银元，终于盖了座像样的校门。门的造型完全采用中国传统的三间三叠式的古代牌楼样式，并成为齐鲁大学的标志性建筑。门楣正面匾额楷书"齐鲁大学"四字，背面题有"校友门"三字，均为时任山东省教育厅厅长，后兼任山东大学校长的清末状元、潍县著名书法家王寿彭所书。

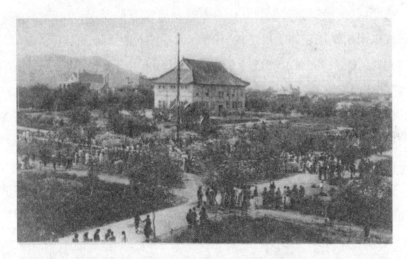

1921年,齐鲁大学的学生在校园内活动

当时,由于校园周围东、西、南面均是旷野,校门自然是选择朝北开。由于新建校门的开通,圩子外校园内的文理学院、神学院与圩子里的医学院、医院、广智院(齐鲁大学的社会教育科)成了一个院系齐全的统一大学。

1915年9月,齐鲁大学养病所(共合楼)建成,有了正规的病房。共合楼东端北墙正接医院大门,此时已称"齐大医院"。

1935年,齐大新医院,即广智院街北面的门诊病房楼(现博施楼)建成,门诊面积扩大,病床数增加,大大缓解了人们看病和住院紧张的状况。此时,医院的大门开在新院的西墙上,坐东向西,是到南院来的最短距离,这也是东双龙街南首的第一家。

为方便南、北两院工作人员的工作和满足患者家属快速诊疗的需要,当年又搭建了从共合楼塔楼二层到门诊病房楼之间的封闭式过街天桥,开济南市过街天桥之先河。

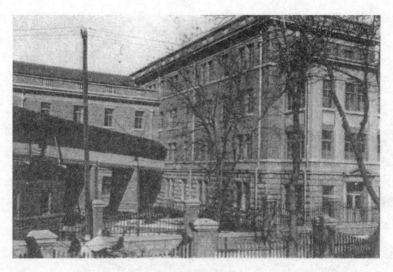

新旧医院之间的连廊

现在,广智院街已成为齐鲁医院的院内道路,医院大门早已改为面朝南,开在原为南圩子墙的文化西路上。随着新的门诊保健综合楼的竣工启用,相信受益的患者将愈众,崭新的院门也定会更加雄伟壮观。

麦考密克办公楼

麦考密克办公楼建于1923年,是齐鲁大学的办公楼,为学校的主体建筑之一。该楼坐北朝南,为两层砖木结构,另有一层地下室(南半部)和半地下室(北半部)。屋顶以中国传统建筑形式和处理手法为主,其交叉脊、花脊和歇山、山墙上精致的砖雕等都是中国传统的建筑工艺。该楼是西方建筑师将欧洲近代建筑与中国传统建筑形式相融合的一次尝试,其建筑风格古朴典雅,造型庄重大方,比例尺度恰当,细部处理得体,是一幢颇为成功的建筑杰作,被誉为"中国建筑复兴样式"的代表作。该楼自建成后一直作为齐鲁大学以及后来的山东医学院、山东医科大学的行政中心使用,是学校的标志性建筑物和校园历史文脉的象征。可惜的是,该楼不幸于1997年毁于一场火灾。

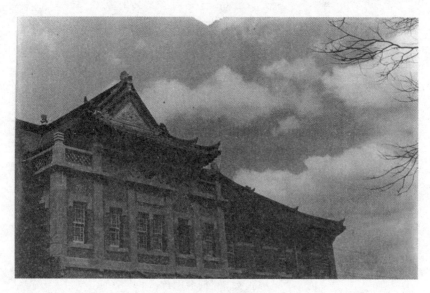

麦考密克办公楼

狄考文楼

狄考文楼是齐鲁大学早期的标志性建筑,1919 年建成,是为了纪念学校的创始人之一狄考文而命名的。狄考文楼位于齐鲁大学中心花园东侧,与北面的办公楼——麦考密克楼、西面的柏根楼呈"品"字形布局。狄考文楼是一座较为典型的中西合璧式建筑,原为齐鲁大学的物理学和生理学教学楼,后为山东医学院、山东医科大学和山东大学医学院的教学五楼。

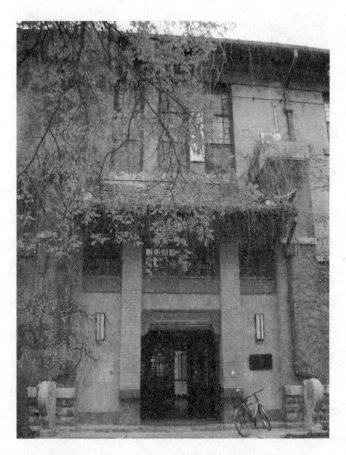

狄考文楼（现为山东大学齐鲁医学院教学五楼）正门

柏根楼

柏根楼建成于 1917 年，是齐鲁大学初期的主要教学建筑物之一。该楼以齐鲁大学的前身之一——广文学堂的首任校长、美国北长老会传教士保罗·柏根（Paul D. Bergan）的姓氏命名。柏根楼临近齐鲁大学校门，位于中心花园西侧，与狄考文楼东西相对，是齐鲁大学的化学和生物学教学楼，也是一座典型的中西合璧式风格的建筑。

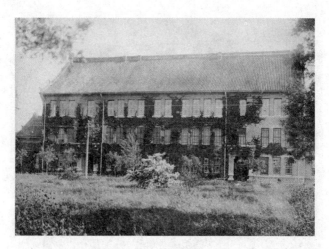

柏根楼（现为山东大学齐鲁医学院教学三楼）

圣保罗楼

圣保罗楼位于齐鲁大学校友门内西侧，是 1917 年由英国基督教圣公会出资兴建的。该楼南临校园内最北端的杏林路，东临校门大道，与小教堂围成一个内向庭院。圣保罗楼最初是神职人员的宿舍，后来成为齐鲁大学的招待所。随着齐鲁大学生源的增加，原有的女生宿舍已不能满足住宿需要，该楼又曾一度成为女生宿舍。

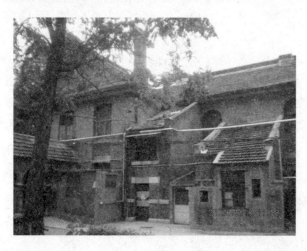

圣保罗楼

男生宿舍——四百号院

　　齐鲁大学男生宿舍建于 1916 年，是齐鲁大学建校初期重要的校舍建筑。四百号院位于校园东部，紧靠中心教学区，由两列八幢二层的砖木宿舍楼组成，分为六个院落，东西各设一个宿舍院的总入口，东入口通往运动场，西入口通往教学区和学校大门。四百号院每幢楼共有学生宿舍 30 间，学生一人一室，居住面积为 20 平方米左右，室内有壁柜、书橱、桌、椅、床铺，设施齐全，冬天还有暖气，居住条件十分优越。四百号院已有百余年的历史，至今依然被作为学生宿舍使用。

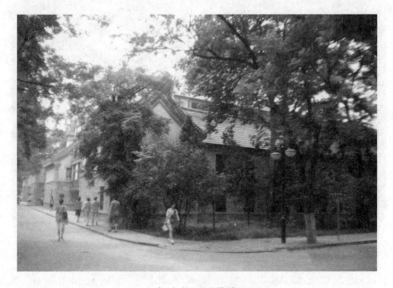

如今的四百号院

康穆堂旧影——夕阳山外山

　　每一张散落在民间的老照片，都是一扇窥测过去历史的窗户。

　　下面这张老照片拍摄于旧日的济南，却在海外珍藏了半个多世纪，因一个偶然的机缘才辗转到了笔者手中。由此番经历来看，它恐怕蕴藏着一些鲜为人知的历史旧闻，只可惜余生也晚，虽经多方探询，仍难窥其详。如今仅知这是当年齐鲁大学附属医院(今齐鲁医院)中外同仁在康穆堂前的合影。昔之"康穆堂"为齐鲁大学校园内的大礼拜堂。而这个"当年"不可能太晚,大约即是 1948 年夏天,即济南战役前夕,齐鲁大学再次南迁之际,因为时隔不久照片中的外国人便回国了。此照片中,凡着白色西装、打深色领带者皆为当时的主治医师,能够确认的唯有其中三人:前排左起第三人为齐鲁大学医学院英籍外教希荣德先生,时任齐鲁医院代理院长;端坐前排正中者为时任齐鲁大学校长的吴克明;最后排右起第一人为医师高学良,原齐鲁大学医学院 1939 级毕业生。至于其他中西人士,目前大部分尚难以辨清其身份。

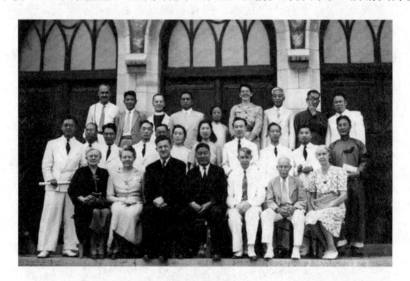

1948 年,齐鲁大学附属医院(今齐鲁医院)中外同仁合影留念

不过,这倒也无妨,因为不管齐鲁大学康穆堂还是院长希荣德、校长吴克明,此一物二人身上,都颇有些故事,这也足够了。

毕业歌里的康穆堂

昔日的"齐鲁医院"由美英基督教会创办,并开近代济南西医之先河。其历史最早可追溯到 1890 年,由美国基督教长老会传教士聂会东夫妇在新东门外创办的"华美医院"(新东门桥东岸,今济南后坡街 117 号)。而具备相当之规模,为当时国内最现代化之医院之一者,则是美国基督教长老会与英国浸礼会联手，由聂会东、武成献等人创办的"共合医道学堂"，其中聂会东任共合医道学堂"科长"（校长），巴慕德任共合医院院长。今日的"齐鲁医院"位于济南广智院街处，即为当年南关"共合医院"和"共合医道学堂"之所在。

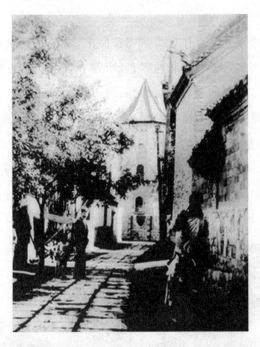

1908 年拍摄的广智院街南关共合医院养病所门前

1917 年齐鲁大学成立后，共合医道学堂、文理学院与神学院合并为齐鲁大学。后来，北京协和医学院三个班的学生、南京金陵大学医科、汉口大同医学院以及北京华北女子协和医学校等也都先后并入共合医道学堂，也就是后来的齐鲁大学医学院。昔日的济南齐鲁医院与北京协和医院、上海同济医院、成都华西医院、湖南湘雅医院一起，并称为驰名全国的"五大医院"。

齐鲁医院之所以享有如此盛名，与它当时经费充足、名医荟萃、技术先进且有高水平的后备力量是密不可分的。当年齐鲁大学医学院学制为七年（预科两年，学习四年，实习一年），毕业生所获学位为医学博士（1924 年，齐鲁大学获加拿大政府颁发的执照，准许立案，医学毕业生获"医学博士"学位）。因此，当年可与齐鲁大学并驾齐驱的，唯有北京协和医学院（教会大学，学制八年，毕业可获国内外博士学位，要强于齐鲁大学），此外上海同济医学院（国立大学，学制六年，无博士学位，要逊于齐鲁大学）也可算一个，是为当时的"三驾马车"。同时期全国其他大学的医科，无论国立、私立、教会办，皆难以望其项背。

那么，这与康穆堂又有什么关系呢？原来，当年的康穆堂位于齐鲁大学校园中心，既是齐鲁大学的标志性建筑，也是齐鲁大学的公共活动场所。昔日齐鲁大学校园宽阔、幽邃、典雅、漂亮，曾引领一代风骚。历史上中国的教会大学校园中，唯有燕京大学可以和它媲美，时有"北燕南齐"之称。而当年齐鲁大学的康穆堂也和燕京大学的未名湖一样，中外驰名。20世纪20年代初，英国的罗素、美国的杜威、印度的泰戈尔等世界名人访华来济，访问齐鲁大学时，其轰动一时的演讲就是在康穆堂里进行的。

下面的照片即为早年齐鲁大学校园内的康穆堂。

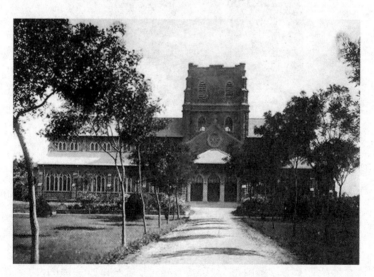

早年位于齐鲁大学校园中心的康穆堂

照片为由北往南拍摄，齐鲁大学校办公楼坐北朝南，这座康穆堂则为坐南朝北，两者隔中央花园南北相对。迎面看去，康穆堂正中塔楼下三扇木质大门，上为穹形玻璃顶窗，造型与前面那张合影中的完全一样。那幅齐鲁医院中外同仁合影照即拍摄于这个正北门前的台阶之上。

除许多重大校务活动外，当年的毕业典礼也在康穆堂举行。据称，昔日齐鲁大学医学院的毕业生就是先在康穆堂拿到盖着南京国民政府教育部大印的毕业文凭和博士学位证书后，再到广智院礼堂领取加拿大多伦多大学颁发的医学博士学位证书的。下图即为1928年齐鲁大学医学院第一届毕业生在康穆堂北门前的合影照。

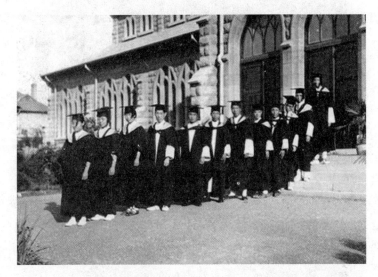

1928年，齐鲁大学医学院第一届毕业生在康穆堂北门前合影留念

当年齐鲁大学学生人数很少，医科要读上七年，场场考试要人命，过五关斩六将下来，能读到毕业者，就更是寥寥无几了。如上图所示，这届毕业生归拢齐就这么12个人，而排在前面打头阵的乃是3位女生，就更显得凤毛麟角了。

颇有意思的是，笔者竟然还搜寻到了这三位"凤毛麟角"的女生的倩影玉照——她们在康穆堂前的单独合影（见下图）。自左至右，这三位首届女博士分别是李悌如、陈可瑞、王世新。只可惜，如今已难以知道她们的过往和毕业后的经历了。

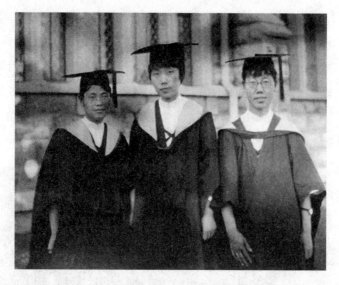

1928年，齐鲁大学医学院第一届三位女博士的毕业合影照

那么，当年这些即将跨入社会的齐鲁大学毕业生，又是唱着什么校园歌曲与校园及校友们告别的呢？笔者估计未必就一定是齐鲁大学校歌，而很有可能是当年李叔同依照美国民歌《骊歌》曲调而重新填词，那首脍炙人口的《送别》："长亭外，古道边，芳草碧连天。晚风拂柳笛声残，夕阳山外山。天之涯，地之角，知交半零落。人生难得是欢聚，唯有别离多……"

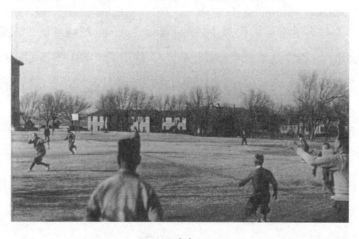

运动会

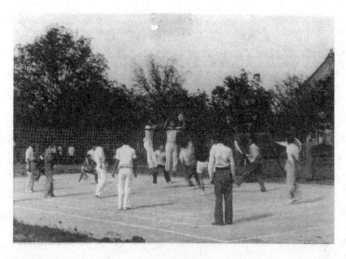

打排球

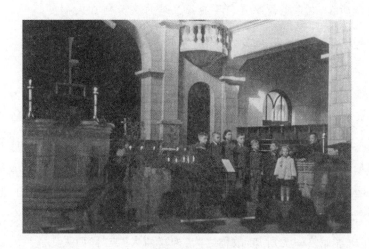

康穆堂中的唱诗班

　　康穆堂在毕业歌声中走过了它在 20 世纪 20～30 年代的黄金岁月。1941 年,太平洋战争爆发,齐鲁大学校园被日寇所占据;1946 年后,齐鲁大学校园又成为国民党守军的兵营,康穆堂均遭到了严重破坏。

　　1952 年,齐鲁大学销籍停办,1958 年康穆堂被全部拆除。

（作者　吕军）

江涛声营救红色特工脱险记

1935 年冯玉祥隐居泰山期间,某天,突然 300 多名军统特务包围了泰山,气势汹汹地声言要搜山抓要犯。冯玉祥的手枪队不甘示弱,说谁敢搜山就开枪打谁,一时间双方剑拔弩张。原来,是一个叫"刘思慕"的人从蒋介石武昌行营中逃了出来,辗转逃至济南,藏在南新街江公馆学生江涛声的家里。不久,此事被尾随而至的特务们侦查得知,江涛声又护送刘思慕一家转移到泰山三阳观冯玉祥处。江涛声由泰安返回时,在济南火车站遭特务绑架逮捕。那么,这个刘思慕是何要犯? 江涛声又为何许人也?

神秘西人案中的要犯刘思慕

1935 年 5 月,上海发生了一桩轰动中外的国际间谍案——"神秘西人案",此案导致 7 名共产国际的谍报人员被上海淞沪警备司令部逮捕。案件的主角是约瑟夫·华尔顿,时任共产国际远东情报局负责人。华尔顿是在法国公园附近一条僻静的马路上,经叛徒指认后被军统特务逮捕的,但其在被捕之后软硬不吃,一言不发,简直就像个哑巴,特务们对他的姓名、国籍、职业、住所等始终一无所知,故称之为"神秘西人"或"怪西人"。

华尔顿虽然是在法国公园附近一条僻静的马路上经叛徒指认被捕的,但叛徒们并不知道华尔顿的住处。华尔顿手下还有从苏联派来的 3 名助手。华尔顿被捕数日后的一天深夜,3 名助手破门进入其寓所,将机密文件及器材等全部转移了出去。当时,戴笠亲自坐镇上海,令侦察大队全部出动,进行全市大搜查,折腾了个鸡飞狗跳,结果一无所获,并因此遭到了蒋介石的痛斥。

华尔顿真名叫罗伦斯,出生在立陶宛,早年投身布尔什维克革命,曾担任过苏联红军上校,为克格勃在远东地区的重要负责人。1937年全面抗战爆发后,苏联代表和国民政府代表达成协议,蒋经国由苏返华,华尔顿也经新疆返苏。

"神秘西人案"中的另一要犯为刘思慕。刘思慕(1904～1985),原名刘燧元,广东新会人,岭南大学毕业,早年参加国民党,曾任广东省党部秘书,后经鲍罗廷介绍到莫斯科中山大学学习,1927年离苏回国,从此脱离国民党。1933年旅欧回国后,刘思慕在上海参加了共产国际远东情报局,1934年年底打入国民党南京内务部,1935年年初更是渗透到了"蒋委员长"身边,在蒋介石"武昌行营"中任上校法规专员。

此时,正值中央红军第五次反"围剿"及突围后进行长征的时期。在南京内务部时,刘思慕就把蒋介石所制定的对江西中央苏区的"剿匪"计划以及军事地图等密件带回家,逐张拍摄下来,每张还重拍一次。到武昌行营后,他又把关于红军在长征途中可能要遭到的围攻、追击、堵截等情报事先通知了中共组织,再传到中共中央。甚至连当时红军经过和即将经过贵州、四川、湘西和鄂西时蒋介石所布置或还没实施的绝密材料都拍成照片,由交通员和联络人带给了中共地下组织。

那么,刘思慕是如何打入武昌行营中的呢?原来,蒋介石武昌行营秘书长为杨永泰,行营民政与法规处称为"第五处",第五处处长为内政部次长甘乃光。甘、杨两人私交很好,杨永泰让甘乃光多网罗些人才,甘乃光也正想安插亲信,遂将岭南大学同学刘思慕推荐给了杨永泰。对此机会,刘思慕正求之不得,于是几乎没费吹灰之力,就进入了武昌行营第五处,当上了上校法规专员。

后来,远东情报局交通员到武汉取情报时被国民党特务抓捕,刘思慕去汉口太平洋饭店接头时发现情况有变,未等蹲守特务反应过来即迅速离开。不久,他接到了从南京拍来的"老父病危"的密电,便以老父病重,需回广州探视为名向处长甘乃光请假,然后迅速从武昌行营中脱身而去。刘思慕夫人周宛也在武汉,两人兵分两路,约定在上海会面。刘思慕先送夫人和孩子乘轮船逃离武汉,然后乘火车北上,打算先到北平,再取道天津转赴上海。

不过,刘思慕此时已经被特务盯上,原来在汉口上船时,甘乃光派了一名广东同事送行,为省去检查行李的麻烦,此人向码头宪警出示了有"行营"官衔的名片,不料此举却暴露了刘思慕夫妇的身份。

时隔不久,"神秘西人案"中华尔顿等 7 名远东情报局谍报人员先后被捕,唯有刘思慕在逃。于是,刘思慕在前面跑,特务们就在后面追。刘思慕由上海至苏州,由苏州至西安,由西安至太原,辗转千里大逃亡,特务们也紧追不舍。刘思慕到太原是想找留德同学杜任之,让他帮忙找中共党组织,但没联系上杜任之。于是,刘思慕又由太原乘车到北平,由北平南下济南。

藏身南新街江公馆学生家中

刘思慕逃到济南后,前往南关齐鲁大学医学院,找到了在那里任职的医学博士江涛声。这位江博士二话没说,便把刘思慕接到南新街江公馆家中。江公馆位于南新街西胡同北头,门牌为南新街 61 号,是座花园洋房,院内绿树参天,鸟语花香,花木丛中有座二层小洋楼。江涛声就把刘思慕藏在这座小洋楼的二楼上。

那么,江涛声与刘思慕是什么关系呢?他为什么敢接纳这位被军统特务千里追捕的要犯呢?原来,刘思慕是江涛声 1927 年在北京"今是中学"读书时的语文老师,当时冯玉祥占据北京,今是中学便为冯所办。1931 年,刘思慕旅欧去了德国和奥地利,当时江涛声正在德国栢林大学医学院读书,师生二人异国重逢,都参加了共产国际组织的"旅德华侨反帝同盟",彼此属于同一个战壕里的战友。

1934 年,江涛声由瑞士归国,回到山东济南,他以医学博士的身份作掩护,在齐鲁大学校园与齐鲁大学医学院以及韩复榘省政府机关中秘密开展抗日宣传活动。因此,对既是老师又是战友的刘思慕,焉有不救之理呢?

然而时隔不久,特务们也跟踪而至,因为藏到江公馆的并不单是刘思慕,还有夫人周宛(周兆蓉)和三个孩子,一家五口人。大人可以整日闭门不出,小孩子难免要跑出去玩,而且说话不是济南口音,故而时间不长,江公馆门外就出现了陌生的身影。那时济南城里人口少,平素街上行人很少,像南新街这样的僻静街巷，老半天看不见一个人影，因此若有生人出现，很容易引起住户的警觉。江涛声一看不行，便另想妥善之计，以确保万无一失。经过反复思考，他想到了隐居泰山的冯玉祥，遂决定求助于这位"基督将军"。

趁着齐鲁大学放暑假，江涛声悄悄去了泰安，找到了冯玉祥。

把老师转移至泰山冯玉祥处

此时是冯玉祥第二次隐居泰山。冯玉祥虽手下已无大部队，但身边还是有一帮文武随从，有下属两个连的手枪队警卫营保护他，韩复榘每月也派人给他送来5000块大洋和500袋子洋面，韩复榘还时常上山来拜望他这位老上司。

不过，江涛声并不认识这位"基督将军"，如果贸然去找很可能对他避而不见。于是，江涛声上山后先到普照寺找朋友。普照寺里有冯玉祥的一个"研究室"，他请来几位国内知名的学者给他本人及随从讲课。冯氏研究室先后请来的学者有李达、王梓木、余心清、杨伯俊等人，有的本身就是中共党员。冯玉祥对此自然心知肚明，恐怕这也是冯玉祥联络各方政治势力对抗蒋介石的一个办法。

江涛声找到研究室的宋斐如，经宋斐如的一番介绍，冯玉祥接见了江涛声。原来，宋斐如不仅与江涛声熟识，与刘思慕也是故交。宋斐如原名宋文瑞，台湾台南人，1926年考入北大经济系，1930年毕业后与刘思慕等人成立"东方问题研究会"，创办了会刊《新东方》月刊。此时江涛声尚未离开清华大学，并在学潮中与宋斐如相识。无论是作为后来的知名学者还是当年今是中学的语文教师，冯玉祥对刘思慕其人都不陌生。听完江涛声讲了事情的前后经过后，冯氏便痛快地答应说："这法子很好，只要刘先生愿意来，就请他到泰山来住，在研究室讲讲课，有空时还可以教我英文，岂不两全其美？"两人谈妥后，江涛声返回济南，随后就把刘思慕一家人从江公馆护送到了泰山冯玉祥处。

江涛声陪刘思慕夫妇及孩子们上了泰山，冯玉祥下到普照寺迎候。见面后，先是一番嘘寒问暖，然后冯玉祥便让人接刘思慕一家继续上山，安排在泰山三阳观居住。当时冯玉祥、李德全夫妇住在五贤祠,住处周围有手枪营警戒。去三阳观必须经过五贤祠,因此住在三阳观的刘思慕一家也都受到了手枪营的保护。不论去干什么,洗澡或吃饭等,都有手枪队员陪伴在侧,寸步不离,严防有人暗中下手,发生不测。但不久,还是发生了特务摸上山侦察到刘思慕行踪的事发生。

事情是被负责外围警戒的泰安县大队便衣巡逻时发现的。当时,巡逻便衣在普照寺查获了两名可疑分子,并从身上搜出了手枪,遂将其押到山下。经泰安县长审问,乃为跟踪搜捕刘思慕的军统特务。于是,就发生了本文开头的那一幕。特务们对县长说,现已查明要犯刘思慕就藏匿于冯先生处,我们奉南京之命而来,请冯先生交人。并声言已调来300多人包围了泰山,若不交人就要搜山。县长周百程则说:"你们不能上山,我奉省会韩复榘主席之命,有保卫冯先生绝对安全之责任。你们若上山,冯先生那里有手枪队,会开枪打你们,我这里有一团人,也会帮着冯先生手枪队打你们。"特务们最终没敢搜山,不过也没有走人,而是把住山下各个路口,打算来个"守株待兔"。

冯玉祥看刘思慕在泰山已不能久留,便在不久之后趁着月夜,派夫人李德全带手枪队护送刘思慕一家人下山,转移到几十里外的一个村庄,一位梁先生家中。但没过多久,全村人都知道梁家来了陌生人。最后,冯玉祥又派人护送刘思慕东渡去了日本。冯玉祥在《我所认识的蒋介石》一书中曾详述此事。

江涛声由泰安返回时被捕

江涛声是由泰安返回济南时,在火车站被军统特务绑架的,随后由济南押赴南京投入监狱。江涛声之父为齐鲁大学医学院院长江清(字镜如)。儿子突遭逮捕,父亲江清四处奔走,找到了美国基督教会和齐鲁大学校董事长孔祥熙。1936年,江涛声终于被保释出来。获释后,江清再一次把江涛声送到了国外。

江涛声为徐州民盟与济南民盟的创始人,在此有必要对此人略作介绍。

江涛声(1910~1949),原名江晴恩,祖籍湖北荆门。1928 年考入清华大学,后秘密加入中国共产党。1930 年留学德国柏林大学,参加了中共旅欧支部。希特勒上台后,被驱逐出德国,后在瑞士获得了巴塞尔大学的病理学博士学位。1934 年归国回到济南,1935 年被捕入狱,1936 年获释后到捷克宣传中国的抗日运动。1939 年率国际医疗队回国参加抗日战争。1944 年在重庆参加中国民主同盟会,1946 年任徐州陆军总医院少将院长,为解放区购买了大量医药物资,并创建了民盟徐州地下支部。1947 年入济南齐鲁大学医学院工作,1948 年春组建民盟济南地下支部。济南解放后,任山东省各界代表委员会(省政协前身)副主委。1949 年春赴京参加民盟中央会议。1949 年 9 月 10 日因肝病不幸逝世,年仅 39 岁。

如今济南南新街 51 号院内仍存两座洋楼,东侧小楼现为《羲之书画报》社驻地,此即昔日南新街 61 号江家公馆之花园洋房,当年刘思慕一家就藏身在这座小洋楼里。中华人民共和国成立后,刘思慕曾任外交部国际关系研究所副所长、中国社会科学院历史所所长等职,1985 年逝世,享年 81 岁。

(作者 李耀曦)

逝水年华

——齐鲁大学女生泛舟记

历史上的齐鲁大学女生，既有寒门才女，也有大家闺秀。彼时的她们风采神韵如何？如今恐怕是难得一见了。幸运的是，笔者偶然从友人珍藏的家庭相册中，窥见了几位旧日齐鲁大学女生的旧影。尽管这几位女生已是齐鲁大学历史上的最后两届毕业生，但依然可见她们身上的"民国范儿"。

湖山依旧，年华似水，倩影不再。

济南历史上有个齐鲁大学。齐鲁大学是一所教会大学，里面的女生多是大家闺秀出身。彼时济南的年轻女孩子讲究"漂亮"和"洋气"，但若论既有知识又有风度者，则非齐鲁大学的女生莫属。齐鲁大学女生泛舟大明湖，乃是往昔一道靓丽的风景。

虽然今天这幅景象早已不在，但笔者还真在一位友人家中珍藏的旧影集里发现了一组当年齐鲁大学女生游览大明湖的老照片。那位友人的父母均为老齐鲁大学毕业生。昔日明湖泛舟者，就有其母亲的身影。更巧的是，这些齐鲁大学女生乃是齐鲁大学历史上最后一批毕业生，她们身处新旧时代更迭的门槛上，跨入校门时还是旧社会，跨出校门时已是新中国了。

我们不妨想象一下，许多年前，那是一个新旧交替的时刻，一群青春靓丽的女孩子，在一个秋高气爽的日子里，神神气气地跨出大学校门，高高兴兴乃至略事张扬地逛了一趟城里的大明湖。当她们泛舟大明湖时，那一湖芙蕖秋波还是一片旧时风月，回头再看洗出来的留影时，老济南府已然是一番崭新的天地了。这是一件很有意思的事，当时或许看似平常，今日回首却别有一番意味。

这样的老照片可遇而不可求，其情、其趣、其历史价值绝非当年报章杂志所刊的浮光掠影者所能比。于是,征得友人同意,笔者便将其全部翻拍下来。而可喜的是,如今照片中的人物仍不乏健在者。经笔者多方探寻,虽未尽知其详,但也略窥一二。

下面,就让我们跟随这群齐鲁大学女生的脚步,走进旧影中的往昔岁月,来一番故地重游吧!

一

请看下面的照片,当年五位齐鲁大学的女生泛舟大明湖,可谓游得兴致勃勃。

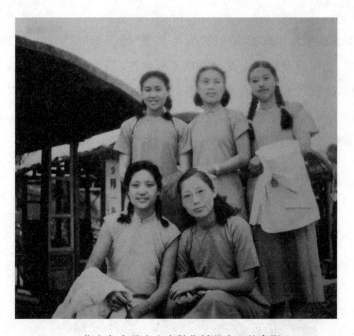

五位齐鲁大学女生在鹊华桥码头上的合影

她们是从哪里登舟游湖的呢?应为当年的鹊华桥码头。于是,五个小姐妹先在码头游船旁合影留念,然后才嘻嘻哈哈地上了船,一路风风光光地向北岸畅游而去。

在上面这张游船旁的合影中,从身材和模样上判断,她们当属"北地胭脂",而非"江南佳丽",其中大概以山东人居多。她们籍贯何处?当下年龄几何？如今已不得而知了。但现今却已全部知晓了她们的姓名及其所在院系。请看图中前排的两位女生，左边梳短辫，大眼睛的叫曲翠华，为政经系1947级学生；右边戴眼镜，留齐肩发，略显年龄大者叫刘莲芳，为史社系1946级学生。后排左边那位名叫刘馨兰，右边那位名叫张瑞云，两人均为政经系1947级学生；中间一位名叫孙玉娟，为史社系1947级学生。

所谓"史社系"，是历史社会系的简称，"政经系"则是政治经济系的简称。这两个系均属于齐鲁大学文学院。20世纪30～40年代的齐鲁大学文学院，海内学者名流荟萃，现代文化名人中，老舍、马彦祥、徐霞村、王献唐、钱穆等人都曾执教于此，而顾颉刚、孙伏园、胡厚宣、吴金鼎则曾先后担任过文学院院长。

从下面的照片可以看出，几位女生是坐"篷子船"游湖的。这种篷子船很有意思，它用四根轩柱支撑起一顶木板席篷，但有轩板并无轩窗，下面船舱两厢仅设低栏护卫，四周都是敞开的，活像一座水上凉亭。你看，船家为游客想得很周到，还在这凉亭似的船上摆了铺台布的茶桌，沏上一壶清茶。舱门上方悬挂着匾额，舱门两旁配有楹联。

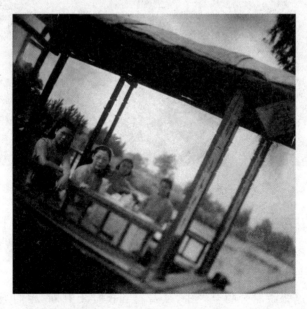

五位齐鲁大学女生准备坐着篷子船畅游大明湖

细看之下，女生们乘坐的这只篷子船的匾额与对联，匾额似为"容兴中流"四字，两旁对联看不清，而右上方"夕阳"二字则可分辨得出。如果瞎猜一下的话，或许为"夕阳一点霞披彩，皎月无边水朦胧"吧。虽未必如此，但肯定是画龙点睛，蛮有诗意的。

如果女生们也像当年文人们那样，再携几卷书上船，游疲倦了，就将身子斜靠在低栏上，一边呷着桌上清茶，也品着四周湖上烟景，一边随意翻翻手中的书本，读读天地间的"大文章"，那这艘篷子船就不是一座水上凉亭，而是一所会凫水的水上书斋了。

20世纪50年代之前，大明湖游船分三种：小划子、篷子船、玻璃船。篷子船介于双人小划子与多人玻璃船之间，可容五六人乘坐，是当年游客乘坐最多的大众船型。此外，还有一种豪华的大画舫，索价高昂，非一般游客所能享受。篷子船虽稍显简陋，但朴雅可爱，饶有趣味，可惜这种富于文化意味的古老木游船现在已经见不到了。

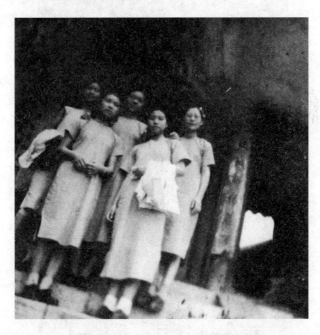

五位女生在大明湖北岸某祠堂前合影

　　当年的几位女生都游了哪些地方呢？大明湖今昔景观已颇为不同，其中一些亭台楼阁和祠堂早已不存在了，但从图片中约略可以看出，她们到过的地方有湖心岛上的历下亭，北岸北极庙西侧的成仁祠，铁公祠小沧浪亭内的荷花池，可能还有张公祠、汇泉寺等，基本算是各个景点都逛了一遍。

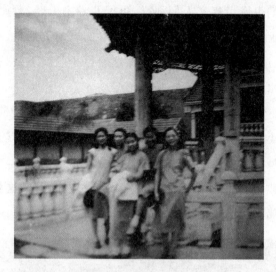

五位女生在北极庙西侧成仁祠前合影

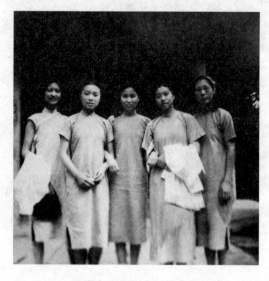

五位女生在张公祠前合影

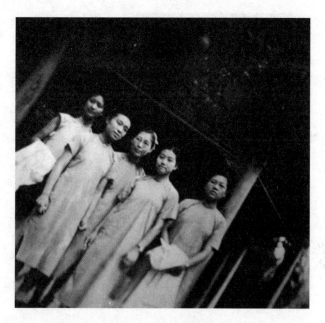

五位女生在历下亭前合影

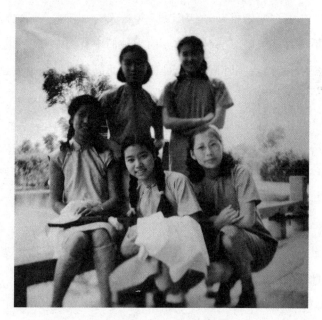

五位女生在湖心岛上合影

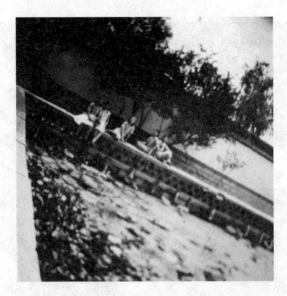

五位女生在小沧浪得月亭荷花池边合影

还有一个问题：这组老照片究竟拍摄于何时呢？尽管确切的拍摄时间现已很难确定，但据笔者推断，当为1947年秋天——新生入学之际。既不可能更早，也不太可能再晚。为什么呢？因为她们中有1947级新生，显然不可能早于1947年；而再晚些时候，图中她们去过的成仁祠那个地方已被列为军事禁区。

到了1948年夏天，济南已是战云密布，在济南战役的收尾阶段，王耀武的"第二绥靖区司令长官指挥部"已由商埠城防司令部迁移至城内大明湖北岸，就在北极庙西侧成仁祠的下面，当年韩复榘为防日军轰炸而修筑的地下防空工事里。战至最后时刻，据称王耀武就是从附近北水门乘小船逃出城外去的。

试想，此时的大明湖畔，谁还会有心思、情致和胆量，不怕头上子弹呼啸，乐于来此闲溜达瞎逛悠，而胜似闲庭信步呢？

另有史料表明，1948年的夏天，这五位齐鲁大学女生已不在济南。农历八月中秋，济南战役打响前，当时的齐鲁大学已经南迁，直到1949年秋济南解放，齐鲁大学才重新返济复课。但当1950年秋齐鲁大学1946级学生毕业之时,正值学校新旧交替、上下一片忙乱之际,此时的这群齐鲁大学女生恐怕已经没有心情逛大明湖了,所以说再晚的可能性也不大。

二

乱世佳人飘何处,红楼一梦云栖寺。

那五位昔日的齐鲁大学女生游过几次大明湖? 不得而知。不过,当年这群年轻女孩子身处大动荡的时代,纵有游山玩水的雅兴,也难得有这样的机会。四年大学时光,她们真正能够坐在校园里,享受静静读书的时间也不算多。许多时间,乃是背起书箱与行囊,离别校园四处漂泊,在南北奔波往返途中度过的,其中一年则是在山中云栖寺"出家",此即齐鲁大学的那次千里大搬家。

齐鲁大学历史上曾有两次南迁:一次是 1937 年"七七事变"之后,另一次是 1948 年济南战役前夕。第一次为抗战而内迁,当时举校内迁四川成都华西坝,借协合大学校舍上课(时称"协合五大学"),抗战胜利后复课,1946 年12 月底才全部返回济南,历时七八年。第二次内迁则是为躲避战火,1948年 6 月齐鲁大学离开济南,其医学院迁福州协合大学,文理学院迁杭州云栖寺,1949 年 10 月才重返济南,前后历时一年多。

图中那五位女生便赶上了齐鲁大学的第二次大搬家,她们 1946 级第三学年、1947 级第二学年的课程就是在杭州云栖寺上的。也许会有人说,"上有天堂,下有苏杭",能去风光绮丽的"人间天堂"上课,岂不更为美妙吗? 其实非也。需知,杭州云栖寺并不在杭州城里,而是在距城数十里之外的五云山深山之中。齐鲁大学学生们是借助那里的破庙栖身和上课的。四周风景如画固然不错,但晚上一盏油灯如豆,青灯黄卷夜读书,纵有千般美景也难以欣赏其妙了。

在时局急遽动荡之中,校长吴克明奔波于福州和杭州之间,还请来了苏步青、陈建功、王淦昌、束星北、王承基、谭其骧等不少海内名学者为学生们上课。当时国统区物价飞涨,国民党的金圆券形同废纸,而齐鲁大学则是以美元支付教师薪金的。吴克明请这些名教授来给学生们上课固然是帮了齐鲁大学的大忙,但又何尝不是也为诸位教授解危济困,救囊中羞涩的众人于水火之中呢?

吴克明(1898～1977),字承敏,山东青州益都镇偶园街人,中国著名化学家。吴克明早年丧父家贫,得基督教会资助,就读于青州教会崇实中学,1919年从齐鲁大学毕业后留校任教。1929年赴欧洲多国考察,获美国欧柏林大学博士学位。1931年任山西太谷铭贤学院院长。1937年全面抗战爆发之初曾调中央研究院药物研究所,从事中药提炼研究与防毒设备设计工作。1943年冬,前任校长刘世传辞职,1945年秋由刘世传的老校友吴克明出任校长。

1948年9月,济南解放,当时的"华东军政委员会"责成校长吴克明将滞留南方两地的齐鲁大学师生迅速召集回济南。那些齐鲁大学文理学院的学生至今还难忘当年挥泪送别吴校长回济南解放区的情景。师生们一直把吴克明由云栖寺送到山下,全体列队高唱送别歌:"校长再见,校长再见,祝您一路平安,校长再见!……"

吴克明冒着战火硝烟,在国统区与解放区之间南北奔波,几个月后将齐鲁大学师生全部带回济南。不过,由于齐鲁大学的校董会董事长乃是孔祥熙,吴克明则是遵照校董事会的决议主持这次南迁的,因此重返济南后的吴克明虽然校长头衔一直保留到1950年夏天,但1950年齐鲁大学学生毕业证书上的校长署名和印鉴已换作他人。

三

齐鲁大学校园风景异,号称"名门闺秀穷小子"。

当年的齐鲁大学与我们今日的想象颇有些出入。尽管是一所教会大学,但学生们中基督徒并不多;虽然其中不乏大家公子、名门闺秀,但更多的则是平民子弟穷小子。齐鲁大学校园阔大漂亮,楼舍设施优越,但其招生人数始终不多。在当年全国各地的教会大学中,齐鲁大学所收学费是最低的。据当年齐鲁大学化学系1947级学生徐均望先生在所撰的《齐鲁大学拾遗》一文中回忆,他1948年入学时,所交一学期全部学杂费中,学费仅为两袋子洋面(90 斤),杂费则为一袋子半,共折合银元不到 10 元钱!

笔者有幸得到过一份 1947 年 3 月吴克明所撰写的《齐鲁大学复员报告》,在这份原始资料中,可以窥见当年齐鲁大学文学院师生的一些简况。报告显示,1945 年抗战胜利后,齐鲁大学就立即命一部分教师从成都返回济南,文学院于 1946 年秋天开学招收了新生,此时还是南北两地上课。齐鲁大学师生全部返济后,文学院于 1947 年又招收了一批新生。返回济南后的文学院院长为吴金鼎,文学院三个系主任中,文学系为孙伏园,史社系为胡福林(即胡厚宣,其后为杨勉斋),政经系为张国安。

报告统计,文学院四个年级在校生共 177 名,其中史社系 1946 级男生 10 名、女生 3 名,1947 级男生 19 名、女生 10 名;政经系 1946 级男生 29 名、女生 6 名,1947 级男生 10 名、女生 6 名。也就是说,1947 年年初的齐鲁大学史社系与政经系 1946~1947 两级女生总共才有 25 名。

但这仅是当时的统计数字,等到 1946~1947 级这两届学生毕业时,由于兵匪阻隔、道路中断,以及中途退学、转学、留级等种种原因,以上数字更是大为缩水,所余能有十来个人就算不错了。而齐鲁大学史社系 1947 级的 29 名学生中,到 1951 年毕业时就剩下 2 人,男女生各 1 名。女生名叫栾汝珠,男生名叫安作璋。

下面两幅照片为当时史社系几位同学的合影照。第一幅为史社系四位女同学的合影,前排两位是 1946 级的,左边的叫刘莲芳,右边的叫何叶秋;后排两位是 1947 级的,右边的叫孙玉娟,左边的叫栾汝珠。何叶秋与孙玉娟都是前面照片中的明湖泛舟者。第二幅为史社系四位男女同学的合影,前排自左至右依次为刘莲芳、栾汝珠、何叶秋,后排男生即安作璋。

从第一幅照片中四人的服饰打扮、神态气质上不难看出,她们中不乏出身书香门第的大家闺秀。栾汝珠为山东蓬莱人氏,为齐鲁大学教授、墨学名家栾调甫之小女儿。栾汝珠姊妹中,有三人毕业于齐鲁大学。孙玉娟身世不详,何叶秋据云为上海资本家的千金小姐。笔者了解较多的则是那位刘莲芳同学,乃因她即是笔者那位友人的母亲。

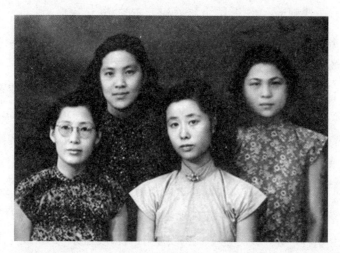

齐鲁大学史社系女生刘莲芳、栾汝珠、何叶秋、孙玉娟四姐妹合影

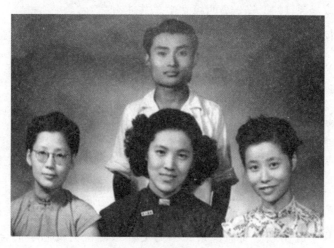

齐鲁大学史社系 1946 及 1947 级男女生合影，
后排男生安作璋为山东著名史学家

刘莲芳，祖籍山东潍坊，刘家在潍坊是名门望族，既有田地又有产业。刘母共生育了十个子女，刘莲芳在兄弟姊妹中排行第九，被称为"九姨"。刘家大小姐中，"老八""老九""老十"皆毕业于齐鲁大学。1950 年刘莲芳毕业后留校工作。1952 年齐鲁大学裁撤停办，刘莲芳便与从北京重返济南的何叶秋"下岗再就业"，都去了济南铁路中学（铁一中前身）担任英语教员，直至

20 世纪 80 年代退休。

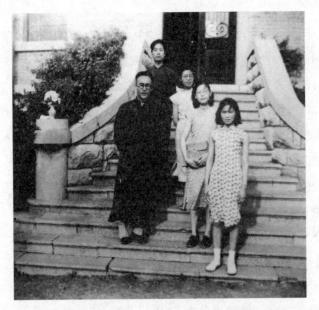

留校的刘莲芳（右二）与齐鲁大学同仁在老办公楼侧门台阶上的合影

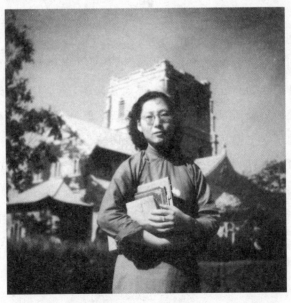

20 世纪 50 年代初,刘莲芳在齐鲁大学校园内的留影

如果说图中几位女同学乃名门闺秀的话，那么这位男生安作璋就可以说是穷小子了。

安作璋何许人也？昔日齐鲁大学史社系穷学生安作璋，即后来山东著名史学家、山东师范大学兼山东大学博导安作璋先生是也。安作璋（1927～2019），山东曹县人。在齐鲁大学求学期间，他不但家庭贫困，而且身患关节炎，走路困难，因而自取笔名"徐行"。安作璋是靠半工半读、助学金和给高年级同学修改文章等微薄的收入而聊以温饱，并读完四年大学的。1955 年，安作璋被破格升为讲师，同年其著作《汉史初探》受到了学界好评。1959 年，其《两汉与西域关系史》一书因论述翔实，在当时的苏联史学界引起了强烈反响。20 世纪 90 年代以来，安作璋被誉为中国内地"秦汉史学界的一座重镇"。有人赞著作等身的安老为"六十年治史不辍，八十岁桃李天下"。

笔者曾把当年的合影照拿给安作璋先生看，80 多岁的安老甚为吃惊，还惊喜地问个不停，因为这也是他时隔数十年后，重新得见"恰同学少年"时的旧影，而其早年所存资料图片尽失于"文化大革命"之中。

四

旧时代的新女性，新时代的旧学生。

重新回归济南的齐鲁大学于 1950 年春复课。开学后，齐鲁大学校长与文学院院长都已换为新人。对新的齐鲁大学来说，文学院 1946～1947 级在校生就成了其最后两届旧学生了。老校园新景象，旧学生新章程，1946 级毕业照临时撤掉了学士帽，一律改为免冠照；1947 级毕业生实行了统一分配工作，任何人不得自找职业，总之是绝不允许"再搞资产阶级那一套"了。

请看下面的照片，此为当年刘莲芳同学的毕业证书，证书底纹上赫然印着"为人民服务"五个红色双勾大字，关防大印为"华东军政委员会教育部"，齐鲁大学校长署名为"杨德斋"，文学院院长署名为"张维华"，发证时间为"1950 年 6 月"。

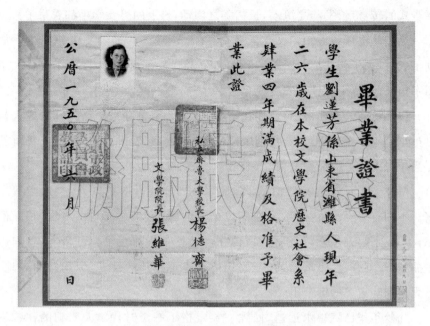

1950 年，刘莲芳的齐鲁大学毕业证书

两年后的全国高等学校大调整中，齐鲁大学被撤销停办，杨德斋调山东农学院任副院长，张维华调山东大学任历史系教授。于是，这张毕业证书便成了齐鲁大学历史上最具划时代意义的一纸学生毕业证书，杨校长和张院长遂也成为齐鲁大学历史上最为"短命"的校长与院长。

明湖泛舟留旧影，昔日之人今安在？几十年后的今天，笔者又去寻访了那五位女生的踪迹。

今日的山东大学趵突泉校区即早年齐鲁大学原址。泛舟者中的"九姨"刘莲芳已经故去，但老同学栾汝珠依然健在。在校内柳荫路的一座旧楼上，笔者找到了旧影中的栾汝珠女士。

时年 83 岁的栾汝珠女士腿脚已不甚灵便，也显得垂垂老矣。栾汝珠老人并不认识我，但我却认识她。殊不知，她乃是我当年的老师。20 世纪 60年代，身为济南一中历史教员的栾汝珠，曾给笔者所在的初中班代过课。当时的栾老师还很年轻，肤色微黑，但人长得俊美，风度翩翩。记得她给我们上课时，长发披肩，长裙迤地，板书写得十分漂亮。板书写完后，一个华尔兹舞步式的转身,长发随之甩动,长裙随之飘动,班上的男女学生都看呆了。

通过此次拜访得知,"文化大革命"中栾汝珠老师即随丈夫曹先生下放到了农村,去了鲁北滨州医院,20世纪80年代后重返济南,在山东医科大学图书馆任职,直至退休并安度晚年。

何叶秋老人亦在济南,就住在附近,闻笔者至也赶来了。何叶秋老人当时虽也已年过八旬,但依然行动敏捷,干净利索,穿着讲究,从她身上仍可看出当年江南女子的风姿余韵。

两位老人对着笔者翻拍的旧影仔细端详,一边指指点点,一边唏嘘感叹。不知有多少沧桑往事,又在两位老人的回忆中一一闪过。经过相互回忆,不多会儿,谁是谁,何级何系,现在何处便都弄清楚了。可惜,尽管旧影中曲翠华、刘馨兰、张瑞云、孙玉娟四位女生至今依然健在,但均散居外地,已无法知晓更多的细节了。

如梦年华已随碧水远逝,回眸一笑定格了一个时代。大明湖的往昔岁月,不知有多少游人带着一生的故事而来,又带着一生的故事而去。两者形神交会的那一刻,游人装饰了大明湖的风景,他们的故事也成了大明湖的故事。时间像流水,逐渐把这一切都冲洗干净。彼时一组随手拍下的老照片,却使短暂的一瞬化为永恒。这些俏丽的倩影永远鲜活,她们背后不仅有昔日的芙蕖秋水,还有一个大学校园的故事。

因而,那一片湖上风月便更加楚楚动人。

(原载《山东画报》2010年第1期,作者李耀曦,有改动)